D1750377

Esencia de la materia médica homeopática

Paidós *Vida y Salud*

Títulos publicados

1. G. Vithoulkas - *Esencia de la materia médica homeopática*
2. M. Hage - *El gran libro del dolor de espalda*

George Vithoulkas

Esencia de la materia médica homeopática

Síntomas, rasgos de carácter y sustancias

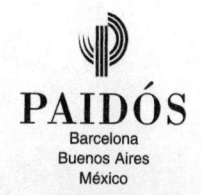

PAIDÓS
Barcelona
Buenos Aires
México

Título original: *The Essence of Materia Medica*
Publicado en inglés 1988 B. Jain Publishers (P) Ltd.

Traducción de Marino Rodrigo
Revisión técnica de Gonzalo Fernández Quiroga

Cubierta de Mª José del Rey

1ª edición en la colección Paidós Vida y Salud, 2006

Quedan rigurosamente prohibidas, sin la autorización escrita de los titulares del *copyright*, bajo las sanciones establecidas en las leyes, la reproducción total o parcial de esta obra por cualquier medio o procedimiento, comprendidos la reprografía y el tratamiento informático, y la distribución de ejemplares de ella mediante alquiler o préstamo públicos.

© 1988 by George Vithoulkas
© de la traducción, Marino Rodrigo
© 2006 de todas las ediciones en castellano,
   Ediciones Paidós Ibérica, S. A.,
   Mariano Cubí, 92 - 08021 Barcelona
   http://www.paidos.com

ISBN: 84-493-1872-6
Depósito legal: B-2.602/2006

Impreso en Litografía Rosès, S. A.,
Energía, 11-27 - 08850 Gavá (Barcelona)

Impreso en España - Printed in Spain

Sumario

Prólogo, *Marino Rodrigo* 9

Aethusa cynapium 13
Agaricus muscarius 15
Agnus castus 17
Alumina 19
Argentum nitricum 25
Arsenicum album 29
Aurum metallicum 37
Baryta carbonica 43
Bismutum subnitricum 49
Bryonia 53
Calcarea carbonica 59
Calcarea phosphorica 65
Cannabis indica 71
Capsicum annuum 77
Carbo vegetabilis 81
Causticum hannemanni 87
Chelidonium majus 93
Dulcamara 99
Fluoricum acidum 105
Graphites naturalis 109
Gratiola officinalis 115

Hepar sulphuris calcareum 117
Hydrophobinum lyssinum 121
Hyoscyamus niger 123
Ignatia amara (primera versión) 127
Ignatia amara (segunda versión) 131
Kali bichromicum 135
Kali carbonicum 141
Lachesis mucus 149
Lycopodium clavatum 153
Magnesia muriatica 159
Medorrhinum 165
Mercurius solubilis 173
Natrum muriaticum 181
Nitricum acidum 191
Nux vomica 197
Phosphoricum acidum 205
Phosphorus 211
Platinum metallicum (platina) 217
Plumbum metallicum 223
Pulsatilla pratensis 229
Rhus toxicodendron 233
Sepia succus (primera versión) 235
Sepia succus (segunda versión) 239
Silicea 241
Stannum metallicum 247
Staphysagria 251
Stramonium 259
Syphilinum 265
Tarentula hispanica 267
Thuja occidentalis 271
Tuberculinum bovinum 277
Veratrum album 281

Índice de remedios 285

Prólogo

El progreso de la sanidad no ha consistido, no consiste únicamente en el logro de hazañas técnicas. Éstas ocupan un destacado y merecido lugar en el panorama sanitario de cualquier época, pero a menudo perpetúan un enfoque reduccionista de la enfermedad, al contemplar casi exclusivamente sus aspectos más mecánicos, estáticos y uniformes. Grandes clínicos clásicos y contemporáneos han llamado la atención sobre los excesos y las limitaciones de este enfoque reduccionista.

El progreso de la sanidad depende también de la evolución de los modelos de salud, enfermedad y curación, que permiten y al mismo tiempo exigen el estudio dinámico de la persona, integrando los aspectos físicos, psíquicos, afectivos, sociales, etc., en el diagnóstico, tratamiento y seguimiento de su enfermedad. Así, la salud ya no se define sólo como la ausencia de enfermedad; la enfermedad no es sólo la lesión última objetivable; la curación no es la sola reparación, extracción o sustitución del órgano enfermo, no es la sola normalización de parámetros clínicos o analíticos alterados, sino la recuperación de la salud que, de nuevo, es algo más que la ausencia de enfermedad. En la medida en que sus procedimientos tiendan a alejarse de esta concepción holística de la salud, la práctica sanitaria de nuestro tiempo habrá de ser considerada subóptima.

Desde sus inicios, la homeopatía ha reivindicado ser ante todo un instrumento fundamentalmente práctico al servicio de este enfoque dinámico, integrador de la salud. Durante doscientos años sus prácticos han desarrollado, siguen desarrollando contra viento y marea una vía de investigación de las propiedades terapéuticas de los agentes medicinales y una técnica de aplicación de los mismos dignas cuando menos de atención. La homeopatía es el método individualizador por excelencia: para actuar es preciso conocer qué enfermedad tiene el paciente, pero sobre todo es preciso conocer qué paciente tiene la enfermedad. Se conoce como clásica a la corriente que asume la teoría y la práctica de la auténtica homeopatía, para desmarcarla de otras tendencias más o menos heterodoxas.

George Vithoulkas es probablemente el máximo exponente actual de la homeopatía clásica. Su obra escrita rebasa el ámbito estrictamente homeopático para suscitar el interés de usuarios, profesionales y políticos de la sanidad dispuestos a buscar soluciones a los problemas de la salud allá donde razonablemente pueda haberlas. En su faceta literaria alineándose con los Illich, Dubos, Simmons, Mendelshon y demás críticos de lo que se ha dado en llamar la medicalización de la sociedad. En su faceta profesional vertiendo en sus libros su amplia experiencia en el ejercicio y en la docencia de la homeopatía. En el año 1996 recibe el Right Libelihood Award, más conocido como Premio Nobel Alternativo. El jurado premia su «destacada contribución al resurgimiento del conocimiento homeopático y sus infatigables esfuerzos en la formación de homeópatas de alto nivel, a fin de que la homeopatía pueda reivindicar un lugar en la ciencia como alternativa eficaz a otras escuelas y tradiciones médicas».

Entre las obras de George Vithoulkas descuella este pequeño gran libro sobre Materia Médica clínica. La materia médica homeopática es la recopilación de los medicamentos homeopáticos, incluyendo para cada uno de ellos los efectos que ha producido en el organismo humano y, por extensión («lo similar cúrese con lo similar»), las indicaciones para su uso. En un breve repaso histórico, recordemos que son tres las fuentes de las que derivan los efectos registrados para cada medicamento: la fuente toxicológica (intoxicaciones y envenenamientos); la fuente patogenésica (experimentación en voluntarios sanos), y la fuente clínica (condiciones patológicas repetidamente curadas). El grueso de la formidable labor de desarrollar la Materia Médica homeopática llevó un siglo. El resultado fue la obtención de cantidades ingentes de material: cientos de medicamentos, muchos de ellos con miles de síntomas extraídos principalmente a partir de las fuentes toxicológica y patogenésica. Al objeto de «separar la paja de trigo», todo este material bruto hubo de pasar por el tamiz de la clínica. De este modo, la experiencia acumulada y contrastada de miles de prácticos homeópatas ha ido perfilando para cada medicamento los síntomas de mayor valor característico, los que mejor permiten comparar y eventualmente diferenciar entre sí medicamentos parecidos en sus indicaciones, y por tanto facilitan su selección. Esta labor de cribado de la Materia Médica a través de la experiencia clínica continúa en nuestros días, y es aquí donde encaja este libro de Vithoulkas.

A partir de sus conocimientos y de su experiencia, el autor expone su particular versión de cincuenta y un medicamentos. Básicamente es un libro de materia médica aplicada. No es (ni pretende ser) un sustituto de la materia médica, pero sí una vía de acceso para profundizar en su estudio; por lo mismo, no es de mucha ayuda para resolver directamente casos en la consulta, pero sí proporciona valiosas indicaciones y comentarios a tener en cuenta, provenientes de un hombre con grandes dotes de observación e intensa dedicación a la homeopatía. Conocida su naturaleza y acotada su utilidad, la lectura de este libro es absolutamente recomendable, tanto para el profesional de la homeopatía como para el lector interesado en la misma.

Cabe preguntarse qué aceptación tendrá esta obra con un contenido de cierta complejidad para el lector medio. En los últimos años se ha producido en nuestro país un *boom* de libros del tipo «Cúrese usted mismo con la homeopatía». Quizá los libros de Vithoulkas no sean masivamente leídos por el gran público, pero presentan al lector un panorama más real de la homeopatía que la mayoría de los manuales citados. Como refiere el autor en otro de sus libros: «La homeopatía sólo tiene un obstáculo, y es que es sumamente difícil de dominar». Bastan algunos años de estudio y práctica para comprobarlo.

MARINO RODRIGO

Aethusa cynapium*

Tipología crónica:

— Individuos que se sienten aparte.
— Tienen emociones fuertes, pero no pueden expresarlas fácilmente.
— Son personas de lágrima fácil, pero de hecho no lloran. Sienten las emociones en su interior (a diferencia de la personalidad Ignatia que tiene tendencia a llorar, pero no lo hace debido a una sensación de constricción en la garganta).
— Mundo emocional propio y muy intenso.
— Viven felizmente consigo mismos, pero también disfrutan de la compañía.
— Hablan consigo mismos.

Sueño:

— Muy intensos: sonambulismo.
— Pueden dormir profundamente sobre el lado derecho e izquierdo.
— Salivación durante el sueño.

* Este libro ha sido confeccionado a partir de las notas de diferentes estudiantes.

- «Miedo a cerrar los ojos por temor a no despertar» (Kent).
- < Oscuridad —no les gusta la oscuridad— miedo a no despertar de nuevo. Sienten como si la oscuridad les produjese sofocación y tienen que abrir la ventana (Lachesis, Grindelia).
- No pueden controlar la respiración —tienen que levantarse (Ignatia —con temor a no dormirse de nuevo).
- Miedo a no despertar después de una intervención quirúrgica.

Notas adicionales

- Locos por los animales, gatos, perros, etc. Los cuidan con una pasión anormal.
- Hablan a los animales, mientras que no hablan a las personas.
- Gran irritabilidad.
- Síndrome premenstrual: gran retención de líquidos, cefalea, se sienten muy mal dos días antes y los dos primeros días de la menstruación; luego se relajan y la libido aumenta inmediatamente después de las reglas. El temor a perder a la persona amada es insoportable.
- Antes o durante la menopausia, pueden experimentar de forma súbita un enrojecimiento de la cara, con semblante furioso, y sensación de tirantez en la misma.
- En casos de enfermedad tienen profundas arrugas en la cara. Parecen cercanos a la muerte; aspecto de muy viejos.
- Erupciones recurrentes (eccema, herpes, etc.) en la punta de la nariz, entre las fosas nasales o incluso dentro de las mismas.
- < CALOR, ESPECIALMENTE EN VERANO.
- Leucorrea amarillenta que mancha la ropa interior.
- Cuando están irritados o cuando comen más de lo normal sufren distensión abdominal hasta el punto de que en algunos casos tienen que provocarse el vómito para quedar aliviados.
- Desean quesos, comidas FARINÁCEAS, sal.
- Sienten aversión por las frutas.

Agaricus muscarius

Cuadro mental/Emocional:

— Ansiedad por la salud —te volverá loco con este tema (Nit. ac., Ars., Phos., Kali ars.).
— No tiene necesariamente los síntomas físicos de Agaricus.
— Encuentra algo por lo que sufrir: se vuelve ansioso por alguna cosa pequeña, después se va intensificando hasta llegar a un estado de pesimismo. Finalmente, no quieren vivir y acuden al médico —los más mínimos comentarios del médico aumentan desproporcionadamente en sus mentes; por ejemplo, si el médico sugiere una mamografía, tendrán miedo al cáncer durante el resto de sus vidas.
— Lloran mucho y son tan ansiosos que te vuelven loco con ello.
— A veces su estado de ANSIEDAD cambia a una gran EUFORIA, que reconocen como no del todo saludable y, en consecuencia, regresan a la ansiedad.
— Experiencias extracorpóreas —se sienten bien cuando salen del cuerpo (Cann. ind. lo experimenta como algo terrorífico).
— Personas envueltas en un halo de misterio.
— Piensan en personas ya muertas.

— No pueden dormir en ciertas camas porque parecen ataúdes. Tampoco pueden mantener relaciones sexuales en ciertas camas por la misma razón.
— Miedo al cáncer, pero no piensan que van a morir. Siempre escuchan o se reúnen con personas que tienen cáncer; les gusta ayudar a moribundos.
— Aversión por los huevos.
— Desean sal, y nada más en especial.
— < CALOR.
— Ansiedad hipocondríaca.

Agnus castus

Agnus castus es un remedio que creo será cada vez más necesario en nuestras sociedades modernas, especialmente para la generación más joven. Está indicado tras muchos excesos, comunes entre gente joven —excesos sexuales, uso de drogas psicoactivas, pérdida de sueño, alimentación irregular, etc.—. Estas personas han sido fácilmente excitadas y absorbidas en muchas de estas actividades de forma muy intensa y en un período de tiempo relativamente breve. Entonces se vuelven pálidas, anémicas, con poca energía, despistadas, etc.

Con el tiempo empiezan a comprender que están perdiendo la salud. Desarrollan el temor de que en pocos meses o años van a morir. Sienten que han sobreexplotado y disipado sus energías vitales hasta el punto en que todo su sistema se está viniendo abajo.

Llegan a un estado en el que son incapaces de concentrarse en sus estudios, sus tareas diarias, etc. Sufren impotencia sexual y se preocupan mucho con este problema. Se convencen de estar a punto de caer en una depresión nerviosa, o que sus órganos vitales están al borde del colapso.

Esta preocupación se hace tan grande en *Agnus castus* que estas personas desarrollan una ansiedad por su salud casi hipocondríaca.

— Fantasías voluptuosas sin erección y finalmente entran en una pérdida completa del deseo sexual.

También sucede que el paciente *Agnus castus* se viene abajo de otra forma; a veces siente que no tiene valor, que es absolutamente inútil en el mundo. Otras veces siente que es un gran hombre, que es alguien muy especial. Estos estados se producen de forma alternada.

Las mujeres pueden necesitar también *Agnus castus*. En tal caso encontramos al principio una mujer llena de lascivia, casi histérica en su deseo de sexo. Sin embargo, con el tiempo se vuelve absolutamente frígida, careciendo completamente de interés sexual.

Los pacientes *Agnus castus* tienden a tener una apariencia pálida, anémica, cansada, ansiosa y faltos de valor. Tienen las pupilas dilatadas y son hipersensibles a la luz. Padecen con facilidad molestias gástricas; por poco pesada que sea una comida, se resentirán.

A menudo hay sensación de temblor interno y frialdad —un escalofrío interno—. Esto ocurre incluso cuando el cuerpo se siente caliente. Hay una especie de relajación de los órganos internos, y se puede observar prolapso y una sensación de debilidad en el área abdominal. No es tanto una sensación de presión hacia abajo, sino de debilidad. Esta debilidad puede también llevar a un estreñimiento parecido al de Silicea, en el que las heces salen fragmentadas y a veces retroceden.

A veces *Agnus castus* está indicado para mujeres que amamantan y cuya leche ha dejado de fluir.

Alumina

Alumina es un remedio subestimado por los principiantes de la homeopatía. Se caracteriza por una *acción lenta*, tanto internamente en el plano mental, como externamente en el sistema nervioso central y periférico. La idea es ENLENTECIMIENTO de las funciones, seguido eventualmente por PARÁLISIS. Esta evolución se produce de una forma lenta. El paciente no se da cuenta que algo va mal desde hace mucho tiempo. Puede sentir una vaga pesadez en las piernas de la que no se queja hasta que se ha convertido en una ataxia locomotriz.

El aspecto más destacado del cuadro mental es una gran LENTITUD. El paciente es lento para entender las cosas, lento en imaginarse cómo llevar a cabo su trabajo y lento en realizarlo.

La lentitud mental da como resultado un peculiar tipo de confusión que es exclusiva de Alumina. Tienen las ideas muy vagas y confusas, como sombras indefinidas. Algunos pacientes tienen dificultad al deglutir. Cuando se les pide que describan su problema, se muestran vacilantes e indecisos. Piensan mucho, dicen una palabra y luego se esfuerzan en buscar otra más adecuada para describir lo que sienten. Esta dificultad de expresar lo que les sucede es tan peculiar en Alumina que es como un síntoma clave. Es el tipo de paciente cuyas descripciones son tan indefinidas que se les puede prescribir varios remedios antes de darse cuenta de que en realidad nunca se ha tenido un caso; una vez se reconoce este tipo de vaguedad y confusión tan peculiar, se da Alumina y se verá un buen resultado.

Con el tiempo, esta confusión progresa hacia otro peculiar estado mental: cuando habla, el paciente cree que lo hace otra persona o incluso más extraño, el paciente puede decir que no puede oír sino es a través de los oídos de otro. Sin embargo, esto puede resultar difícil, porque el paciente no dará espontáneamente esta información. Éste es el tipo de síntoma que hay que detectar mediante preguntas directas. Cuando se sospeche Alumina por otros síntomas, entonces se le puede preguntar directamente sobre este síntoma y contestará: «Oh sí, ahora que lo dice...».

En esta fase de la patología, el paciente se da cuenta de que se está volviendo loco. No es realmente miedo a la locura: es más una conclusión objetiva. Es la confirmación de algo que ya había sospechado previamente. Alumina no es un remedio importante para el miedo a la locura. De hecho, si el paciente lo mostrara con mucha intensidad, deberíamos descartar Alumina.

Finalmente, el paciente cae en una profunda desesperación. Siente: «Nadie puede ayudarme. ¿Por qué no mejoro?». Siente esto a partir de trastornos relativamente menores, y va de médico en médico intentando resolver el problema; cuando ve que nadie puede ayudarle pierde la esperanza en recuperarse. La desesperanza de recuperarse de Arsenicum surge de un gran miedo a la muerte. En Alumina, sin embargo, la desesperanza es muy profunda y real. ¡Está muy enferma! Hay confusión mental, está perdiendo su identidad. Esto puede ser una sintomatología precoz de esquizofrenia.

Es importante recordar que esta progresión de lentitud mental a confusión, a pérdida de la identidad y desesperanza de recuperación, ocurre muy lentamente y, con el tiempo, el sistema nervioso también se deteriora. Éste es un proceso visto en personas agotadas —sea por la edad o por enfermedades frecuentes—. Alumina se prescribe comúnmente en pacientes seniles.

A continuación nos centraremos en el plano emocional. Alumina tiene en su interior una sensación de estar apurado. Kent subraya este síntoma en su materia médica, aunque sólo aparece en grado 1 en el *Repertorio*. Lo que Kent quiere decir, es que el paciente tiene la sensación de no hacer las cosas lo suficientemente de prisa; siente de tal manera que la realización de una acción es lenta, que todo lo que sucede en el mundo exterior parece moverse demasiado despacio. Éste es el fundamento del síntoma: «El tiempo pasa muy lentamente». Aun cuando un observador viera al paciente Alumina ser muy lento, él siente en su interior que el tiempo pasa muy lentamente. Media hora le parece un día.

Al progresar la patología emocional, esta sensación de apresuramiento lleva a la aprensión de no ser capaz de terminar las cosas a tiempo. Hace las cosas lo mejor que puede, pero es tan lento que verdaderamente no puede terminar, y esto le produce aprensión. Cuando este estado se hace extremo, le invade un miedo de que algo malo sucederá —un accidente, una desgracia.

Este proceso evoluciona con el tiempo a una depresión, con impulsos suicidas. Alumina tiene impulsos suicidas al ver un cuchillo o al ver sangre. Platina, Arsenicum y Mercurius son otros remedios con un síntoma similar, pero principalmente tienen el impulso de matar a otros. Alumina tiene el impulso de matarse a sí mismo.

La depresión de Alumina podría describirse mejor como algo «sombrío». No hay luz. Se queja al médico pero de forma no agobiante. No se lamenta ni gime, no se «pega» al médico. Simplemente expone sus síntomas de forma persistente pero no quejosa. Tiene el aspecto de estar RESIGNADO en su estado, que se ha desarrollado durante tanto tiempo y tan insidiosamente.

Esta resignación, junto a la vaguedad y lentitud de la mente, a veces da al paciente la apariencia de simplemente «hacer algo por seguir las normas». Puedes observarlo un rato y llegar a la conclusión de que no ha venido por sí mismo. Parece estar sintiendo: «Después de todo, ¿por qué he venido?». Pero después se abre un poco y empieza a colaborar contigo.

El tema de la LENTITUD invade completamente el plano físico. Al principio hay un enlentecimiento en las acciones, que progresa a debilidad muscular, y finalmente a una especie de parálisis.

La debilidad en Alumina se expresa también periféricamente, tal como vemos cuando el paciente lucha por expresarse pero simplemente no puede hallar la palabra correcta, para así estar a la altura, y la respuesta se retrasa. El primer ejemplo es el característico estreñimiento de Alumina. He aquí la descripción de Kent: «Tan grande es el esfuerzo para efectuar una deposición blanda, que a veces oirás describir el estado al paciente en estos términos: Al sentarse debe esperar mucho tiempo, aunque tiene la sensación de plenitud y lleva varios días sin defecar; sabe que debería evacuar y siente plenitud a nivel del recto, pero aun así se sentará mucho tiempo y finalmente se ayudará contrayendo la musculatura abdominal de forma vigorosa, consciente del poco esfuerzo hecho por el recto. Continuará esforzándose cubierto de sudor y agarrado al inodoro (si hay un sitio donde agarrarse), y empujará y trabajará como en un parto, siendo capaz finalmente de hacer una deposición blanda, con la sensación de que aún quedan más heces».

Lo mismo sucede con la vejiga. Le lleva mucho tiempo empezar a orinar. En el esófago hay la sensación de que la comida queda retenida, que no puede descender.

La paresia que caracteriza a Alumina se localiza primariamente en las piernas. El concepto de pérdida de identidad Alumina se aplica incluso en este área. Las extremidades parecen llevar su propio camino; no pueden controlarse, no importa cuánto lo intente el paciente. Así vemos ataxia motora —un tambaleo torpe de las piernas, sin objetivo—. Lo mismo sucede con la vejiga y con el recto —pérdida de control.

A menudo una sensación de adormecimiento afecta las partes antes de iniciarse la debilidad. En particular, hay adormecimiento de las plantas de los pies. Esto puede evidenciar la lentitud de la conducción de los impulsos nerviosos desde la periferia al cerebro. Como en Cocculus, Alumina tiene reflejos lentos al ser pinchado con un alfiler.

Se da en Alumina un tipo particular de vértigo, frecuentemente observado en casos neurológicos: vértigo al cerrar los ojos. Al cerrar los ojos, si el paciente está de pie, tenderá a caer. Esto se debe sin duda al hecho de que, de nuevo, los estímulos sensoriales de la periferia tardan mucho en suministrar información válida para mantener el equilibrio adecuado.

De esta forma es posible estudiar cada sistema de Alumina y predecir virtualmente los síntomas que se evidenciarán durante su patogenesia. Una vez comprendidos los temas esenciales, el resto se deduce fácilmente. Por ejemplo, ¿qué síntomas pueden esperarse en la esfera sexual? Hay debilidad y pérdida de control en Alumina, por tanto, en la esfera sexual se evidencia una disminución del deseo y, en el hombre, una erección incompleta o ausente cuando hay deseo. Los genitales están relajados.

Alumina es conocido por ser uno de los principales remedios en caso de resfriados recurrentes. ¿Cómo podemos explicar esto? Indudablemente, es una parálisis relativa de los nervios que inervan las mucosas. Esto determina una circulación insuficiente o una respuesta lenta de la circulación, junto con sequedad de las mucosas. Puesto que los mecanismos usuales con los que el sistema inmunitario protege contra los enfriamientos se han visto comprometidos, el paciente se hace susceptible a los resfriados. Básicamente, esta debilidad de reacción es también la base de la patología en otros remedios con resfriados recurrentes: Tuberculinum, Sulphur, Graphites, Silicea, Mercurius.

Otros síntomas físicos característicos: trastorno de la visión, probablemente debido a debilidad de la musculatura del ojo. La piel es extremadamente seca. Hay picor sin erupción. Hay costras secas en las erupciones cutáneas, espesas costras secas en la nariz, y costras secas granulares en la garganta. Hay descargas catarrales en todas las mucosas: nasal, uretral, vaginal, y fácil supresión de la descarga, que se hace entonces recurrente. (Puede haber parálisis unilateral —generalmente de lado derecho).

Alumina tiene un tiempo definido de agravación por la mañana. Puede mejorar gradualmente durante el día, o no. Sin embargo, hay una marcada mejoría al anochecer una vez se ha puesto el sol (Medorrhinum, Lycopodium).

Otra notable característica en Alumina es la agravación al comer patatas. Puede haber también intolerancia a otras féculas, vino, pimienta y sal.

La idea de LENTITUD PROGRESANDO HACIA PARÁLISIS evidencia la clase de respuesta que puede esperarse una vez administrada Alumina. Para estar seguro de la respuesta es necesario esperar mucho tiempo. Esto es especialmente cierto cuando hay cambios orgánicos. Lleva tanto tiempo curar el resultado de la enfermedad, como desarrollarla.

Argentum nitricum

La idea central del paciente Argentum nitricum es la de una persona con una debilidad en la esfera mental que se hace más obvia ante la aparición de un desafío. Es una forma de debilidad mental acompañada de un estado emocional de excitabilidad, nerviosismo e impulsividad. Sus facultades mentales son débiles, en tanto que sus sentimientos, son muy fuertes. Tal combinación produce una persona dispuesta a actuar a partir de cualquier idea que se le pase por la cabeza, por ridícula que pueda ser ésta.

Por ejemplo, el paciente está sentado en un balcón y súbitamente se le ocurre: «¿Y si me cayera?». Entonces esta idea persiste en su cabeza y su imaginación representa toda la escena de caída al suelo, VIÉNDOSE APLASTADO, LLENO DE SANGRE, etc. Finalmente, abrumado por esta imagen, tiene entonces el impulso de saltar para comprobar de forma real qué pasaría, pudiendo incluso desplazarse hasta el borde, pero en ese momento vuelve en sus cabales y, lleno de miedo, se mete dentro y cierra la ventana.

Otro ejemplo de esta combinación de debilidad y excitabilidad podría ser el de un hombre que trabaja en la pavimentación de una calle; en un momento dado se siente impulsado a hacerlo de una forma determinada. Si el pavimento ha de distribuirse en forma de cuadrados, considera necesario colocarlos de forma alternada, uno sí y otro no, o andar solo sobre las líneas de los cuadrados, dando pasos diminutos.

Un ejemplo más: Un hombre baja por una calle con la intención de doblar en una esquina determinada; de pronto se obsesiona con el pensamiento de que en el momento en que doble en esa esquina un objeto pesado caerá sobre él. El pensamiento es tan poderoso que deja atrás esa esquina y dobla en la siguiente.

Todavía otra imagen: Cruzando la calle, una mujer ve un coche pasar ante sí a una distancia prudente. Ella sabe que el coche no puede atropellarla y, efectivamente, pasa frente a ella sin incidente. Entonces, al cruzar la calle, proyecta toda una escena de lo que PODRÍA haber sucedido de haber cruzado la calle un momento antes. La vívida imagen del coche aplastándola sacude su espalda haciéndola volver en sí.

El paciente Argentum nitricum puede llegar a estar temporalmente tan obsesionado con tales pensamientos irracionales que pueden apoderarse de él un tiempo y después se desvanecen. El momento en que la idea le deja, parece coincidir con una sacudida corporal o con un movimiento súbito.

Por ejemplo, un hombre ve desde su ventana a un niño jugando en la calle. Observa que un coche pasa por la calle a una distancia segura. Entonces empieza a pensar lo que PODRÍA haber sucedido si el niño hubiera estado jugando en un lugar diferente de la calle cuando pasó el coche. Desarrolla toda una horrible escena en su mente, y le obsesiona tanto, que empieza a bajar las escaleras. Al ir descendiendo, la idea le afecta tanto que está a punto de resbalar y caer. Le abruma tanto esta idea que está seguro de que sucederá. En ese momento, hace un movimiento ligeramente distinto, posiblemente una sacudida, y la ocurrencia se desvanece. Está lo suficientemente cuerdo para comprender que está constantemente atormentado por tales ideas absurdas, pero es incapaz de detenerlas.

Hallamos también en Argentum nitricum un miedo a las alturas o miedo a los edificios altos. La idea que hay detrás de ambos miedos es similar: o caerá desde una altura, o un edificio caerá sobre él al cruzar la calle.

Otro ejemplo: Un estudiante agotado por tanto estudiar se sienta en su escritorio y su mente empieza a divagar. Mira un enchufe y de pronto se pregunta: «¿Qué sucedería si metiera un alambre en ese enchufe?». Se levanta, busca un alambre y va hacia el enchufe. De repente vuelve en sí como con una sacudida, justo antes de introducir el alambre en el enchufe.

Otro paciente, durante una enfermedad, está absolutamente convencido de que en tres horas, cuando el reloj marque cierta hora, morirá. Mira el reloj angustiado. En el *Repertorio*, Kent, bajo la rúbrica «Predice el momento de su muerte», incluye Acon. y Argentum nitricum. Debe incluirse también Agnus castus. En cada uno de estos remedios la idea es completamente diferente. En Acónito, el miedo a la muerte es tan tremendo y abrumador que le hace pensar que va a morir. En Argentum nitricum es una cuestión de «idea fija», de que va a morir a cierta hora.

La persona Argentum nitricum comprende que es mentalmente débil. Fácilmente puede ponerse en ridículo en público. En una reunión social pueden sobrepasarle un temor y una ansiedad abrumadores. Se pregunta: «¿Cómo le haré frente? ¿Qué voy a hacer? Haré el ridículo». Esta ansiedad le abruma tanto, que empieza a orinar frecuentemente o tener diarrea. Este estado evidencia una muy baja confianza en sí mismo. La idea de aparecer en público para dar un discurso le parece imposible. El aspecto más característico de sus miedos es la naturaleza «fija», junto a una paranoia supersticiosa.

A la rúbrica «supersticioso», en la que aparecen Conium y Zincum, deberían añadirse Argentum nitricum, Rhus tox. y Stramonium.

La debilidad mental se manifiesta en el cuerpo como una apariencia envejecida. La debilidad mental es similar a la que vemos en los estados seniles. La cara está arrugada y marchita, y el paciente parece más viejo de lo que es. Esto no es como Calc. carb., que puede parecer viejo con las arrugas de la cara en forma de finos cuadrados. No es lo mismo que en Lycopodium, donde el cuerpo parece envejecer en la mitad superior. En Argentum nitricum es más una apariencia marchita (Secale, Ambra grisea).

Emocionalmente, los pacientes Argentum nitricum son fácilmente sobreexcitados. Sus emociones son del todo intensas, incluso hasta el punto de llegar a ser impulsivos. Pueden ser muy impulsivos expresando rabia o amor. Argentum nitricum es el remedio principal para la impulsividad.

Es interesante observar que mientras el sistema nervioso debilitado determina una disminución de la función mental, de forma paralela puede darse una sobreactividad en el sistema circulatorio. Pueden presentarse fuertes palpitaciones que se sienten por todo el cuerpo, especialmente estando en decúbito lateral derecho. También pueden sufrir accesos de calor. El tipo Argentum nitricum se agrava por el calor. Les gusta el aire fresco y los baños fríos.

Respecto al sistema digestivo, hay un deseo intenso de azúcar y dulces en general, pero el azúcar puede causar trastornos como diarrea. Además, existe también un deseo de sal, comidas saladas y queso fuerte. Argentum nitricum se hincha fácilmente y tiene muchos eructos, pudiendo ser continuos y muy sonoros (como cañones). Cuando tenemos un paciente con un fuerte deseo de azúcar, deseo de sal, que está peor con el calor y mejora con el frío, debemos pensar en Argentum nitricum. Si además el paciente se agrava por los dulces, definitivamente es Argentum nitricum.

El característico estado mental de Argentum nitricum puede expresarse también en la esfera sexual. Es capaz de ser emotivo y estar lleno de sentimientos, pero al comenzar el acto sexual, puede verse abrumado por un estado de ansiedad que le produce una relajación del pene. Habitualmente esto ocurre porque alguna ocurrencia absurda se le ha metido en la cabeza sin que pueda deshacerse de ella. A menudo el pensamiento es de aprensión o miedo, y esto le impide continuar el acto amoroso.

Argentum nitricum puede tener úlceras principalmente en la córnea y conjuntiva. Antes de la úlcera puede haber enrojecimiento en una zona específica.

Son también características los dolores punzantes, como por desolladura, vivos, no sólo en el ojo, también en la garganta. Es un dolor similar a una astilla clavada, como el que se da en Nitricum acidum y Hepar sulph.

Arsenicum album

Arsenicum es un remedio clásico, conocido en sus características básicas por todos los homeópatas. Desde que originariamente Hamnemann lo experimentó, Arsenicum ha sido descrito exhaustivamente en toda materia médica. La descripción clásica en la materia médica de Kent cubre todos los aspectos esenciales, tanto en estados agudos como crónicos: Ansiedad, inquietud, agravación por frío, peor entre una y dos de la tarde y una y dos de la mañana, sed de sorbos, periodicidad, alternancia de síntomas, ulceraciones, DOLORES ardientes. No obstante, una simple relación de síntomas puede confundir a la hora de prescribir, salvo que la imagen sea completada con una comprensión de los principales procesos dinámicos y fases de desarrollo del remedio, particularmente en comparación con otros remedios similares.

El proceso esencial que subyace en la patología de Arsenicum es una profunda INSEGURIDAD. De esta inseguridad surgen la mayoría de las manifestaciones claves conocidas de Arsenicum. Ésta no es una mera inseguridad respecto a las relaciones sociales, sino más esencialmente una sensación de ser vulnerable e indefenso en un universo aparentemente hostil. Esta forma de inseguridad domina la personalidad Arsenicum, incluso desde las fases más precoces.

De la inseguridad surge la DEPENDENCIA de Arsenicum hacia otras personas. Desde luego, Arsenicum es un remedio destacado en la rúbrica «Desea compañía». En realidad, la persona Arsenicum tiene más que un simple deseo de compañía —es una auténtica necesidad de que alguien esté presente, cerca de él—. Arsenicum se rodea de gente por su sentido de inseguridad respecto a su salud y por su inexplicable temor a estar solo. La necesidad de compañía no es necesariamente una necesidad de interacción con la gente, como en Phosphorus. Arsenicum necesita gente cerca, más por confianza y apoyo que por otra cosa.

La persona Arsenicum es muy POSESIVA —posesiva de los objetos, del dinero, y especialmente de la gente—. La persona Arsenicum no comparte fácilmente una relación, en una dinámica de dar y recibir. Es mucho más egoísta, pretende recibir más que dar. En una relación, apoyará a otra persona pero ante todo con la esperanza de recibir apoyo a su vez.

Es en este sentido que Arsenicum es un remedio con una personalidad egoísta. Los acontecimientos del mundo los percibe automáticamente desde una perspectiva puramente personal. Si algo sucede a alguien, la persona Arsenicum pensará primero qué le supone esta situación para ella. Por ejemplo, si se produce un accidente de coche, el corazón del paciente Phosphorus le llevará automáticamente hacia la víctima, poniéndose en su lugar. El paciente Arsenicum pensará de inmediato: «¡Oh, oh! Si esto le ha pasado a él, también podría pasarme a mí». Puede no pensar en absoluto en la otra persona, sólo en las implicaciones para sí mismo.

La cualidad posesiva de Arsenicum abarca tanto lo material como a las personas. Es tacaño, avaro. Se esmera en guardar dinero y cosas, siempre calculando los beneficios que le aportarán. Puede ocurrir que sea generoso con su dinero o posesiones, pero lo da con la esperanza de recibir a su vez, y se sentirá turbado si no recibe el beneficio. La misma posesividad lleva a un compulsivo carácter acumulador. Si hay algo que él cree pueda ser de algún valor, incluso algún pequeño artículo insignificante, lo guardará cuidadosamente en algún lugar donde más tarde lo pueda encontrar fácilmente.

Llegamos a continuación al bien conocido rasgo de Arsenicum de fastidioso. Ante todo, es importante reiterar que en homeopatía no prescribimos en base a rasgos positivos, sino sólo sobre características patológicas. Así, si alguien es aseado y ordenado como manifestación de una inclinación hacia el orden, esto no supondrá un condicionante al construir la imagen del remedio para esa persona. Lo mismo puede decirse sobre el perfeccionismo que se exprese en la misma forma que el fastidio. Por otra parte, vemos gente compulsivamente meticulosa, obsesionada por la necesidad de orden y limpieza hasta el punto de gastar un exceso de energía constantemente limpiando y ordenando. Éste es el fastidio de Arsenicum. Es un intento obsesivo de mitigar la inseguridad ansiosa sentida dentro creando orden y limpieza en el mundo exterior. El fastidio de Arsenicum surge de la ansiedad y de la inseguridad, mientras que en Nux vomica surge más bien de una excesiva compulsión por el trabajo, por una excesiva minuciosidad por los detalles, y por un exagerado sentido de eficacia. El fastidio Natrum mur. es similar a éste, pero más en relación con la programación del tiempo.

Al estudiar remedios, es de importancia capital tener en cuenta las fases de desarrollo de la patología. Por otra parte, si vemos un paciente en una fase determinada, podemos equivocarnos de remedio simplemente porque vemos síntomas que se encuentran característicamente en una fase diferente. También, una comprensión de las fases de un remedio nos capacita para discernir más fácilmente la esencia del remedio y diferenciarlo de otros remedios similares.

En las primeras fases de Arsenicum, vemos una relativa preponderancia de síntomas físicos con menos énfasis en perturbaciones mentales. Trastornos físicos peculiares, como dolores ardientes, sensación de frío con agravación por el frío, resfriados frecuentes, periodicidad, sed de pequeños sorbos y agravación de los síntomas de una a dos de la mañana (a.m.) o de una a dos de la tarde (p.m.), pueden ser los primeros síntomas que se presenten. Preguntando, probablemente se apreciará el fastidio, avaricia, y también cierto grado de inseguridad. En esta fase, particularmente si los trastornos son más funcionales y no determinan mucha afectación física, puede resultar difícil distinguir Arsenicum de Nux vomica. Se deben entonces buscar cuidadosamente las tendencias psicológicas: Arsenicum tenderá a ser más inseguro, necesitando el apoyo de la gente, mientras que Nux vomica será más seguro de sí e impulsivo.

Al profundizar la enfermedad, el paciente Arsenicum manifestará más ansiedad, particularmente ANSIEDAD POR LA SALUD, pues teme que morirá. Al principio, esta ansiedad puede ser más notable al despertar por la mañana, pero gradualmente ocupa su atención día y noche. También en esta fase, el miedo a estar solo llega a ser un factor preponderante. Tendrá constante necesidad de compañía, particularmente de noche. Los miedos de Arsenicum se acrecientan considerablemente cuando está solo.

La ansiedad de Arsenicum causa una gran angustia interna, y de ésta surge la tremenda inquietud de este remedio. La inquietud no es física; es una inquietud mental, un angustioso intento de aliviar la ansiedad profundamente enraizada. Irá de aquí para allá, de silla en silla, de cama en cama. Irá de persona en persona, constantemente buscando confianza y apoyo.

Es interesante para el prescriptor homeópata saber diferenciar entre un paciente Arsenicum y uno Phosphorus en su relación con él, puesto que ambos tienen una gran ansiedad por su salud. El tipo Phosphorus rogará ayuda al homeópata y el tipo Arsenicum la exigirá. El homeópata es forzado a sentir el peso con el que el paciente Arsenicum se aferra a él. Una vez alcanzada esta fase de desarrollo, ningún paciente en nuestra Materia Médica se aferra y exige tanto alivio de su ansiedad como Arsenicum y Nitricum acidum.

Es importante distinguir los peculiares rasgos de la ansiedad por la salud de Arsenicum, pues hay muchos otros remedios que tienen esta misma característica. El *Repertorio* los enumera todos con su intensidad relativa, pero es incapaz de mostrar las cualidades particulares, tan importantes para diferenciar un remedio de otro. Si uno sólo conoce el hecho de que un remedio particular tiene «ansiedad por la salud» sin saber cómo diferenciarlo de los otros, hallará dificultad en seleccionar el remedio adecuado para el paciente. Esto no puede hacerse por un simple proceso mecánico de repertorización, sino que requiere un detallado conocimiento de la Materia Médica.

La ansiedad por la salud en Arsenicum es realmente profunda, es un miedo a morir. La idea de su propia muerte causa angustia intolerable al paciente Arsenicum. No es tanto el miedo a las consecuencias de un estado deteriorado de salud, sino el miedo al último estado de inseguridad —la muerte—. Por esta razón el paciente Arsenicum exagerará muchos síntomas aumentándolos desproporcionadamente. Llegará a la conclusión de que tiene cáncer, e irá de médico en médico buscando a alguien que confirme su temor. Incluso si todas las pruebas son negativas no quedará tranquilo; su miedo angustioso e inquietud continuarán llevándolo a visitar a más médicos. Creerá que tiene cáncer porque es el símbolo de enfermedad fatal en nuestros días. Realmente no es la posibilidad de cáncer sino la perspectiva de la muerte lo que le causa tal angustia. No es un miedo de tener cáncer en el futuro sino de padecerlo en el presente.

Otros remedios también se caracterizan por tener una gran ansiedad por la salud, pero en formas diferentes. Calc. carb. tiene una gran ansiedad por la salud, pero más centrada en las enfermedades infecciosas, o particularmente en el miedo a enloquecer. Calcarea teme a la locura o a la enfermedad infecciosa pero no tanto a la posibilidad de morir. Calcarea puede aceptar la muerte con relativa ecuanimidad, pero es más fácil que caiga en la desesperación a tener una enfermedad incurable y no poder recuperarse.

A Kali carb. le produce ansiedad enfermar en el futuro, mientras que Arsenicum teme tener cáncer ahora. Kali ars. tiene una particular ansiedad por las enfermedades cardíacas, pero no teme tanto a la muerte como Arsenicum. El paciente Kali ars. dirá: «Si debo morir, de acuerdo», pero si empiezas a hablarle sobre su corazón empezará a mostrarse ansioso.

Phosphorus siente ansiedad por su salud, pero principalmente cuando se le plantea el tema. Muchos temores Phosphorus giran en torno a la salud, la suya o la de sus familiares, pero las ansiedades Phosphorus no son tan obsesivas. El paciente Phosphorus es influenciable. Oye que alguien ha muerto de una úlcera sangrante, y entonces imagina tener una úlcera sangrante. No mantiene la ansiedad en su interior, sino que acudirá a la persona más próxima para contárselo. Inmediatamente irá al médico, quien le asegurará que no tiene una úlcera; entonces le desaparecerá la ansiedad tan rápida y fácilmente como vino, para volver otra vez a la más mínima sugerencia. Deja el despacho del médico muy aliviado, diciéndose «Qué tonto soy». Por el contrario, Arsenicum, Kali arsenicum y Nitricum acidum no son tan fácilmente tranquilizados. Son difícilmente aliviados en su ansiedad. El paciente Nitricum acidum, a diferencia de Phosphorus, siempre se siente ansioso por su salud —una ansiedad por cualquier posible proceso, no sólo cáncer, enfermedad infecciosa, locura o cardiopatía—. Puede leer en una revista sobre alguien con esclerosis múltiple y se dirá: «¡Oh, oh! Esto lo explica. Esto debe ser lo que yo tengo». Entonces, en vez de expresar su ansiedad, la lleva dentro. Al final, muy en secreto, puede pedir cita a un médico, pero las palabras tranquilizadoras del médico caen en oídos sordos. Está convencido de lo que tiene y no puede ser aliviado. Más adelante, puede leer otro artículo, y el proceso comienza de nuevo. La ansiedad por la salud de Nitricum acidum no es tanto el miedo a la muerte que vemos en Arsenicum, es más un miedo a las consecuencias de un deterioro prolongado, el gasto, la dependencia de otros, la inmovilidad, etc.

Lycopodium tiene marcada ansiedad por la salud. La ansiedad Lycopodium puede ser por cualquier clase de enfermedad, como Nitricum acidum, pero es una ansiedad que emana de una cobardía básica. No es un miedo a la muerte, sino miedo al dolor y al tormento de la enfermedad. Teme no ser capaz de enfrentarse a una enfermedad grave y desmoronarse, mostrando a los demás su falta de valentía.

Se hace evidente que la simple rúbrica «Ansiedad por la salud» está realmente llena de una gran variedad de matices y sutilezas, cruciales para la elección precisa de un remedio adecuado. Esto es así para cada rúbrica del *Repertorio*.

Lo mismo ocurre con la rúbrica referente a otra ansiedad prominente de Arsenicum, la Ansiedad por los demás. Como cabría esperar por lo ya dicho, Arsenicum no es tanto una preocupación por los demás en sí, sino más bien un temor a perder a alguien próximo a él. De nuevo su ansiedad se basa en la preocupación por sí mismo. En consecuencia, mostrará poco interés por alguien extraño a él. Es un miedo a perder a alguien de quien depende.

Phosphorus, por otra parte, es tan compasivo e influenciable que puede perder todo sentido de sí mismo debido a la preocupación por otro, sea un íntimo amigo o un extraño. Si una persona Arsenicum se encuentra con alguien nuevo en la zona, le dará la bienvenida pero conversará por mera educación; si la persona menciona, digamos, dificultades en hallar un hotel, el paciente Arsenicum expresará cortésmente preocupación y quizá haga algunas sugerencias, pero básicamente su actitud será: «Bien, tú tienes tus problemas pero, ¿y los míos?». El paciente Phosphorus, por su parte, se entusiasmaría y diría: «¿No tienes hotel? ¡Oh, santo Dios, debemos hacer algo! ¡Vamos directos a coger el listín telefónico y llamaremos a algunos!».

Sulphur tiene también ansiedad por los demás. En este caso, es su activa imaginación la que lleva a ansiedad. Un padre Sulphur, por ejemplo, puede perder el sueño preocupándose por su hija si hace dos horas que debería haber regresado. No es la ansiedad Arsenicum de perder a su hija, ni la compasiva ansiedad de Phosphorus. El tipo Sulphur permanecerá despierto inventando infinitas posibilidades sobre lo que puede haber ocurrido. Dejará que su imaginación exagere la situación desproporcionadamente respecto a la realidad.

Volvamos a las fases de la personalidad Arsenicum. En la primera fase destacan los síntomas físicos, el fastidio y la mezquindad. Vemos después un creciente énfasis en las inseguridades, dependencia, ansiedad por la salud, ansiedad de perder a otros, el temor a estar solo y el miedo a la muerte. Gradualmente el miedo a la muerte se hace obsesivo, angustiante, convirtiéndose en el eje central de su vida.

Al progresar la enfermedad, se produce la emergencia de un estado paranoide, ilusorio. La desconfianza domina el cuadro. Una vez se desarrolla en el individuo el estado paranoide, se observa con frecuencia la desaparición del fastidio. Finalmente, la ansiedad y el miedo disminuyen al instaurarse un profundo estado de depresión —una desesperación por recuperarse, una pérdida del interés por la vida, pensamientos suicidas, desconfianza hacia los demás y miedo a matar a la gente de quien depende—. En esta fase la persona puede incluso evitar hablar con la gente, se torna obstinada, introvertida.

Es en esta fase de demencia cuando uno puede hallar la mayor dificultad en prescribir Arsenicum sin un conocimiento de las fases previas. Muchos de los síntomas usuales de Arsenicum pueden haberse perdido —ansiedad, deseo de compañía, miedo a la muerte, inquietud, fastidio—. Puede resultar difícil diferenciar Arsenicum de Nux vomica u otros remedios durante esta fase. Pero si el caso es abordado cuidadosamente, todo el proceso dinámico se verá con claridad.

Las fases aquí descritas ilustran la progresión continua de la patología hacia capas más profundas del organismo. Empieza en el nivel físico, progresando a un estado de ansiedad e inseguridad, después miedo a morir, y finalmente desesperanza, pérdida de interés por la vida, disposición suicida y un estado ilusorio en el plano mental. En consecuencia, bajo una correcta prescripción de Arsenicum, cabe esperar el reverso de esta secuencia. Conforme la paranoia y las ilusiones ceden y retornan miedos y ansiedades, el homeópata con un verdadero conocimiento de la salud y la enfermedad reconocerá el progreso en la dirección hacia la curación.

Aurum metallicum

Las características principales de Aurum son la DEPRESIÓN y el ODIO A LA VIDA. En el fondo son personas que no quieren vivir. Esta idea se hallará prácticamente en todos los casos Aurum, aunque no lo admitan abiertamente.

Los pacientes Aurum son personas cerradas. No son capaces de confesar con facilidad sus sentimientos íntimos. Finalmente, pueden expresar espontáneamente la palabra «depresión», pero pueden ser incapaces de describir más específicamente su estado. Se dan muchas fases en el desarrollo de la patología Aurum, pero en todas ellas se muestran cerrados en su relación con el mundo.

Se sienten totalmente separados del mundo. Tienen tendencia a valerse por sí mismos; no tienen amigos íntimos a quienes acudir cuando se sienten deprimidos o con dificultades. Normalmente son personas muy correctas en el trato con los demás (como Kali carbonicum). Son justas, honestas y responsables. Nunca infligirán voluntariamente una injusticia a otros. Tienden a ser muy inteligentes, trabajadores y exitosos. A menudo alcanzan altas posiciones en la sociedad.

Incluso en las primeras fases de la patología estas personas muestran un desaliento —una insatisfacción con la vida en general, especialmente respecto a las relaciones sociales e interpersonales—. Son personas cerradas que no expresan fácilmente las emociones. Es como si fueran frágiles a nivel emocional; sus emociones no son lo suficientemente fuertes para ser expresadas visiblemente. Son capaces de aceptar fácilmente afecto de otros, pero son incapaces de devolverlo.

No obstante, los pacientes Aurum son característicamente sensibles a cualquier crítica. Son formales y se toman a pecho cualquier juicio sobre ellos (similar a Natrum muriaticum) Son demasiado formales como para disculpar las duras observaciones de otra persona —no consideran la posibilidad de que la persona esté de mal humor, bajo mucha tensión, que no esté bien, etc.—. En esta visión del mundo nada es superficial. Por su sentido de la injusticia, pueden comprender el punto de vista de otra persona pero, incluso así, se lo «toman a pecho» (frase adecuada para Aurum). Aceptan tener un punto de vista diferente, pero más tarde llegan a la conclusión de que se han perdido todas las posibilidades de continuar la relación.

En este proceso, los pacientes Aurum llegan poco a poco a no disfrutar en absoluto del contacto social o emocional. Se vuelven tristes. Nada les motiva o emociona.

Los pacientes Aurum son personas que generalmente sienten haber dado mucho de sí mismos a los demás, pero no en un sentido emocional. A menudo son ricos —financieros, banqueros, etc.— y han dado generosamente su dinero a otros, pero a cambio han sido heridos. En consecuencia desarrollan resentimientos que se acumulan en su interior en forma de tensión. Sin embargo, por ser gente lógica y sensata, intentan suprimir estos sentimientos negativos. Durante un período de tiempo pueden lograr esta supresión, pero después sus emociones se vuelven, en algún modo, inestables experimentando cambios de humor, variabilidad.

En esta fase, los pacientes Aurum experimentan una mejoría al anochecer. Durante el día se sienten insatisfechos, indecisos, irritables, faltos de autoestima, indignos de su trabajo, etc. Sin embargo, al anochecer recuperan su autoestima y disminuyen sus tensiones. Incluso su mente funciona mejor. En este aspecto, Aurum es similar a Sepia y Medorrhinum. A pesar de esta característica, bien es cierto que en algunas circunstancias el paciente Aurum puede experimentar agravación de la depresión al anochecer.

A medida que fallan los intentos de suprimir sus sentimientos negativos, tienen accesos de rabia e irritabilidad, pudiendo decir a otros cosas muy hirientes. Los pacientes Aurum, en esta fase de la patología, pueden parecer crueles y desconsiderados hacia los demás, especialmente en su forma de hablar. No llegan a maldecir —son demasiado correctos para eso— pero pueden decir cosas muy duras y violentas a la gente que les rodea.

En un intento de controlar este pernicioso proceso que parece dominar el nivel emocional, los pacientes Aurum se concentran cada vez más en la actividad mental. Son muy trabajadores pero en un grado patológico. El trabajo se convierte en una salida para evitar la incomodidad de una vida emocional crecientemente aislada y pobre.

Con el tiempo sienten que han fracasado completamente en la vida, que únicamente están haciendo creer a los demás que son competentes y dignos de consideración. Sienten que no merecen su estatus, fortuna y responsabilidades. Empiezan a sentir que no tienen derecho a vivir, y que son literalmente incapaces de mantener sus ocupaciones y relaciones. Se echan la culpa de todo. Es durante esta fase en que los pacientes Aurum se vuelven extremadamente sensibles incluso a observaciones casuales hechas por otros. Por la más trivial de las razones, pueden saltar por una ventana, quedando todo el mundo sorprendido. Parecía no tener grandes problemas y las cosas aparentemente le iban bien. Pero nadie comprendió la profundidad de los sufrimientos de estos individuos.

Finalmente, falla incluso la estrategia del trabajo y súbitamente se ven abrumados por sentimientos de depresión, tristeza y pena. En este punto no queda ninguna esperanza. Todo se hace cada vez más sombrío, hasta que no parece quedar ningún rayo de luz. Es como si para estos pacientes Aurum el sol se hubiera apagado completamente y no quedase ya ningún motivo para continuar viviendo.

En esta fase, toda la destrucción que solía exteriorizarse en forma de resentimiento, irritabilidad y rabia, ahora se vuelve hacia adentro.

Sus pensamientos rondan constantemente el suicidio. Sólo sienten oscuridad y tristeza; la vida no es ya digna de ser vivida en ningún sentido. Alcanzan los estados más profundos de depresión de que son capaces los seres humanos.

En un reciente artículo de periódico, había una historia sobre un hombre que mató a tiros a su mujer, sus dos hijos y a sí mismo porque PENSABA que iba a perder su trabajo. Éste era claramente un caso Aurum. Es interesante observar que los pacientes Aurum valoran mucho el oro (el dinero). Sus posesiones materiales son muy importantes para ellos. Ésta es una de las razones del por qué son tan trabajadores. Pueden trabajar horas extra, en parte para asegurar su situación financiera, pero también para mitigar el sentimiento de que no merecen su posición.

Clásicamente, la imagen del pensamiento suicida de Aurum ha sido el impulso de saltar desde un lugar alto. En todo su sufrimiento y pesimismo, cuando miran desde lo alto, la idea les domina: «Ahora, un salto y solucionado». Les envuelve una especie de niebla, un sentimiento dulce de que si saltan todo acabará. En nuestros días, sin embargo, hay otra clase de impulso. Especialmente durante un acceso de rabia o abatimiento, se suben a un coche y temerariamente pisan el acelerador a fondo con la esperanza de perder el control. O pueden tener el impulso de desviar bruscamente el coche contra un muro o hacia un terraplén.

El estado Aurum representa una auténtica muerte en vida, una completa destrucción de la mente y de la voluntad de vivir, empezando la enfermedad en el plano emocional.

Es interesante observar que los pacientes Aurum, siendo muy respetuosos y moralistas, pueden tomar otro curso en su patología, llevándoles a un comportamiento religioso. En vez de volverse auténticos suicidas, tienden a rezar constantemente por la salvación. Este rezo se acompaña a menudo de llanto y esto parece aliviar la tremenda melancolía y tristeza que sienten, rezando y llorando hora tras hora.

Recuerdo un condiscípulo mío en la India, que sufría una inflamación dolorosa en los testículos. Era una persona agradable y no mostraba aparentemente signos de dificultades en el plano emocional. Fue visitado por varios profesores homeópatas que le recetaron Clematis, Rhododendrom y otros remedios, todos sin efecto. El dolor era muy severo, así que finalmente me consultó. Al final de la entrevista dijo: «Sabes, soy cristiano y me gusta, pero todas las noches antes de irme a dormir me siento impulsado a rezar una o dos horas. No puedo hacer otra cosa». Al preguntar, resultó que en verdad estaba muy deprimido pero nunca tuvo pensamientos de suicidio. Le di Aurum, y tras una agravación de algunas horas, mejoró completamente en tres días.

A veces Aurum está indicado en niños, pero en ellos no mostrarán signos de depresión, sin embargo, hay una tendencia a la formalidad, gran responsabilidad, cambios de humor sin causa aparente, quejas, lamentos, irritabilidad y accesos de cólera.

Es también interesante la correspondencia entre las emociones y las enfermedades cardíacas. Si por ejemplo, un paciente Aurum halla solución a sus problemas por otros medios —divorcio y un nuevo amor, o algún otro método— entonces se puede ver la aparición de trastornos cardíacos. También pueden darse enfermedades cardíacas a partir de la supresión de enfermedades reumáticas. Aurum es un remedio a tener en consideración en caso de supresión de trastornos que posteriormente afecten al corazón.

Incluso ante una alteración cardíaca trivial, los pacientes Aurum desarrollan temor a las enfermedades cardíacas. Cualquier ansiedad por la salud presente en pacientes Aurum se localizan en el corazón. No es un miedo a la muerte. Al preguntar a los pacientes Aurum sobre el temor a la muerte, generalmente responden: «No, en absoluto. Yo doy por bienvenida a la muerte. Esto no es vida». Aun así, tienen miedo de padecer enfermedades cardíacas, que representan el plano de su vulnerabilidad emocional.

A veces Aurum es prescrito en casos de rinitis muy severas con olor fétido. El olor es tan ofensivo que pueden olerlo otros.

El elemento sifilítico es evidente en Aurum. Tiene los típicos dolores óseos profundos del miasma sifilítico.

Aurum también está indicado en toda clase de dolores que llevan al paciente a querer suicidarse. Los dolores se hacen tan severos que la muerte parece el único alivio posible. Recuerdo un caso de neuralgia de la rama nasal del nervio trigémino. Era un dolor increíble que volvía loca a la paciente, queriendo morir. Fue rápidamente aliviada con Aurum 10M. Recuerdo otro caso de mastoiditis crónica recurrente y severamente dolorosa; también fue rápidamente curado con Aurum.

Aurum es un remedio capaz de alcanzar las regiones más profundas del organismo humano cuando está indicado y resulta a veces asombroso ver los cambios que puede producir. Pacientes con depresiones profundamente enraizadas reencuentran una verdadera alegría de vivir pues debido a su anterior oscuridad, aprecian verdaderamente la nueva luz que sienten en su interior.

Baryta carbonica

Baryta carbonica es un remedio que puede ser prescrito en todas las edades —infancia, edad adulta, vejez—, pero está más comúnmente indicado en niños. Este remedio ayuda a los niños escrofulosos, especialmente si son retrasados físicamente, pequeños y no crecen ni se desarrollan bien.

La pequeñez se ve no sólo en el nivel físico, sino también en los niveles emocional y mental.

Al hablar de pequeñez no queremos decir que Baryta carbonica se prescribe rutinariamente a las personas de baja estatura, o para enanos. No está indicado en personas de inteligencia rápida y vitalidad fuerte. La pequeñez Baryta carbonica en el plano físico se refiere más específicamente a las situaciones en las que determinados órganos no se han desarrollado plenamente, especialmente los genitales. Los testículos y el pene pueden ser muy pequeños y laxos. El útero puede tener un tamaño infantil aún en la edad adulta. Una característica importante en Baryta carbonica es un retraso del desarrollo en general.

El aspecto del niño Baryta carbonica es claramente distintivo. No son gordos, pero pueden tener vientres grandes y el resto del cuerpo con marcado adelgazamiento (marasmo) —como Calc. carb.—. La piel no es tersa, como en la mayoría de niños; parece envejecida, casi arrugada. Los ganglios y las amígdalas pueden estar tan hinchadas que pueden afectar al apetito del niño. Debido a esta hinchazón adenoidea y amigdalar, el niño puede respirar por la boca, lo que intensifica el aspecto generalmente «estúpido» de su cara. Los niños Baryta carbonica tienen un aspecto serio. Poseen una seriedad nada intelectual. Carecen de brillo, de modo que parecen estar siempre intentando descifrar lo que sucede. Es como si su mente estuviera completamente vacía.

Estos niños son muy tímidos. En la entrevista, la niña Baryta carbonica se oculta tras la silla y se agarra a su madre, escrutándote con su mirada seria, apagada. No puedes engatusarla para que salga. No obstante, si te levantas y tomas su mano, ella no se resistirá. Otros remedios —como Natrum. mur., Tarentula, Arnica o Hepar— armarán un alboroto si haces un movimiento hacia ellos; saben lo que sienten y no permitirán que los toques. Sin embargo, el niño Baryta carbonica te permitirá llevarle contigo.

Es dócil. Puede fijar la mirada en ti, preguntándose: «¿Qué quiere este señor de mí?». Pero carece de voluntad propia. Intentará hacer lo que quieras. Su timidez proviene de una falta de comprensión y de un instinto de permanecer en un entorno familiar y con gente de confianza que pueda protegerla. Conviene resaltar también que esta timidez puede persistir hasta los ocho o diez años. Es normal la timidez en los niños hasta los tres o cuatro años, pero en Baryta carbonica persiste hasta una edad mucho más avanzada y exactamente con la misma ingenuidad. Es por ello que Baryta carbonica se incluye en el *Repertorio* en miedo a los extraños y en aversión a la compañía.

Los niños Baryta carbonica son lentos en aprender —a andar, y especialmente, a hablar—. Pueden no aprender a hablar hasta los tres o cuatro años. Al enseñarles a andar, parecen no comprender que han de poner un pie delante de otro. En una escuela normal, estos niños atrasan rápidamente; es común en ellos repetir uno de cada tres cursos aproximadamente, hasta que reciben Baryta carbonica.

En griego hay una palabra, Micronous, que significa «mente pequeña» o «ingenuidad» «estupidez». Es una descripción precisa del intelecto Baryta carbonica. Sus mentes parecen completamente incapaces de manejar conceptos complejos —cualquier concepto que contenga más de cuatro o cinco factores, por ejemplo—. Tienden a pensar de forma mecánica. Se sienten mejor con lo estructurado y la rutina.

Un padre puede pedir a su hijo Baryta carbonica que estudie un pasaje del libro de historia para el día siguiente. Con buena disposición, estudia durante mucho tiempo el pasaje, y al finalizar el plazo puede recitarlo de memoria. Sin embargo, no ha comprendido realmente su significado. Al día siguiente, el maestro le pide describir ese pasaje, y simplemente no puede responder. En parte se ve abrumado por su timidez, pero la causa principal es que ha olvidado el pasaje por completo. La mente Baryta carbonica parece estar vacía; no puede comprender fácilmente, no puede retener cosas.

Estos niños se dan cuenta de que no comprenden todo lo que sucede en el mundo que les rodea. Por este motivo tienden a permanecer en entornos familiares y seguros. No jugarán con otros niños. No harán nuevos amigos. Su ansiedad por los demás se debe al mismo motivo; temen perder a sus protectores, sus relaciones familiares.

Por supuesto, se puede pensar en Baryta carbonica para niños mongólicos. Sin embargo, hay que ser cauteloso en distinguir situaciones patológicas de verdaderas alteraciones. En mongólicos, hay una alteración específica; sólo hay una cierta cantidad de inteligencia disponible al nacer. La inteligencia que es deficitaria desde el inicio, no puede llevarse a la normalidad. No obstante, los niños mongólicos tienen a veces otros problemas, como una mayor susceptibilidad a acatarrarse, etc., que pueden ser tratados con algunos remedios como Calc. carb., Tuberculinum, Pulsatilla y otros.

Esta descripción de Baryta carbonica puede aplicarse al adulto, pero generalmente el adulto ha aprendido a compensar su déficit de inteligencia. En reuniones sociales, permanece en silencio mientras que todos los demás hablan. Generalmente, evita lo social y se aferra a su propia familia.

No obstante, es en el adulto donde el comportamiento INFANTIL se hace más evidente. Dicen cosas que parecen no tener relación con el tema de la discusión —cosas tontas, cosas ridículas—. Por ejemplo, se discute sobre música popular y alguien dice que Elvis Presley es un buen intérprete. Entonces, el hombre Baryta carbonica dice: «Sí, es bueno pero, ¡ni punto de comparación con María Callas!». Ésta es la clase de observaciones tontas, fuera de contexto que hacen los pacientes Baryta carbonica. Parecen carecer por completo de perspectiva, de modo que sus mentes realizan sólo las conexiones más simples, las cuales parecen ridículas e infantiles para los demás.

Pongamos otro ejemplo. Los pacientes Baryta carbonica pueden cumplir con sus rutinarias funciones cotidianas adecuadamente, pero no pueden enfrentarse con complicaciones extra. Supongamos que un hombre le dice a su mujer que van a venir diez personas a comer. Ella es perfectamente capaz de cocinar tanto para su marido como para ella pero, ¿diez personas? Ella no puede arreglárselas con la complejidad de qué cubiertos usar, cómo planificar el tiempo de modo que toda la comida esté preparada en su momento, etc. No sabe por dónde empezar y dónde terminar. Pero en vez de decir esto directamente, le dice a su marido: «Pero, ¡si no tengo los zapatos adecuados!».

Es esta incapacidad de manejar la complejidad, lo que lleva a la INDECISIÓN, tan característica de Baryta carbonica. Supongamos que marido y mujer están buscando una casa nueva, y se les ofrece una muy barata. El tamaño es perfecto, ubicada en buen sitio y el precio es de sólo un cuarto del valor usual del mercado para estas casas. Cuando el marido le pregunta: «¿Qué piensas?», la esposa comprende que es el momento para una decisión: han ahorrado dinero, pero ahora ella siente temor ante la magnitud de la decisión, de modo que dice: «Sí, pero esa montaña cercana es muy alta; ¡puede impedir el paso de aire! Y hay suciedad en el porche». No tiene habilidad para poner las cosas en su correcta perspectiva, de modo que no puede tomar una decisión. Es como pedir a un niño que tome la decisión de comprar una casa. Siempre que la indecisión sea muy importante, Baryta carbonica es uno de los principales remedios a considerar.

Debido a su simplicidad mental, Baryta carbonica no soporta la intelectualización. A menudo pueden ser muy receptivos y precisos intuitivamente. Al encontrarse con alguien, intuirán inmediatamente si esa persona es buena o mala, y a menudo acertarán. Incluso entonces, su juicio no será complejo. No son realmente capaces de impresiones muy sutiles o refinadas.

Baryta carbonica es un remedio que puede estar indicado en viejos arterioscleróticos cuya capacidad mental se ha deteriorado en una forma específica. Son gente mayor que juegan con muñecas o atan lazos en su pelo —conducta infantil—. En tales personas, Baryta carbonica puede hacerles volver a su estado normal por dos o tres años, hasta su inevitable declive.

A menudo se indican Baryta carb. y Baryta mur. en mononucleosis, cuando los ganglios se han inflamado y endurecido mucho.

Generalmente, el paciente Baryta carbonica es friolero. A menudo tiene aversión por los dulces. Baryta carbonica es uno de los únicos tres remedios que sienten aversión por las frutas, especialmente por las ciruelas.

Un síntoma peculiar que puede ayudar a diagnosticar Baryta carbonica es la sensación de que están inhalando humo, cuando de hecho el aire está limpio.

Bismutum subnitricum

Bismutum es un remedio muy peculiar, el cual es requerido en una situación específica en la que ningún otro remedio puede reemplazarle. Sus características son muy fácilmente confundibles con las de Phosphorus. Bismutum está indicado en ciertos casos en los que se produce un dolor muy intenso y violento en el estómago. El paciente se queja de un muy intenso dolor calambroide, como si algo estuviera agarrándole el estómago. El dolor es tan severo que el paciente está constantemente inquieto, retorciéndose de dolor. Brazos, piernas, el cuerpo entero está en continuo movimiento. El dolor es tan grande que el paciente tiene gran temor. Él o ella repite: «¿Me pondré bien?, ¿me pondré mejor? Por favor, ¡dame la mano!, ¡no me dejes solo!». Estos pacientes, debido a la violencia del dolor, tienen gran temor de quedarse solos. Necesitan en todo momento tener a alguien con ellos. Algunas veces tienen suficiente con que se les cojan las manos. Este miedo de estar solo durante el dolor es muy característico de Bismutum.

Otra característica compartida entre Phosphorus y Bismutum es la gran sed —especialmente por el agua fría y en grandes cantidades—. Una vez se han bebido el agua, pueden llegar a introducirse un dedo en la garganta a fin de vomitarla inmediatamente. Si no se inducen el vómito artificialmente, van a vomitar igualmente cuando el agua se caliente en el estómago. Este síntoma en particular puede hacer pensar en Phosphorus —especialmente cuando se combine con una gran ansiedad por la salud, la necesidad de apoyo y el deseo de compañía durante el dolor.

Otra característica llamativa de la personalidad Bismutum es que el dolor le mejora al friccionar o masajear la espalda. Masajear la región del plexo solar no es bien tolerado por el paciente, pero al friccionarle la región opuesta de la espalda, mejora. Esto puede aliviar no sólo el dolor, sino también la gran ansiedad y los retortijones.

El dolor se centra en el plexo solar. Al principio puede sentirse como ardor, pero pronto se convierte en una severa gastralgia calambroide, como si algo fuera a romperse dentro. El dolor se hace tan intolerable que es probable que se decida la hospitalización inmediata, pero el dolor continuará sin disminuir durante días.

El dolor en Bismutum permanecerá de forma continua durante días, pero los paroxismos tienen una periodicidad aproximada. La periodicidad puede darse cada 15, 30 ó 45 días; pero una vez comienza el paroxismo, es inconfundible su violencia y ansiedad característica, acompañada de una sed intensa por bebidas frías que posteriormente serán vomitadas.

Por supuesto, durante el paroxismo de dolor, no toleran ningún alimento. Sin embargo, es extraño que una vez cede el dolor, estos pacientes pueden comer y digerir prácticamente cualquier cosa —incluso piedras.

Durante el paroxismo del dolor, puede haber sensación febril en cuerpo y cabeza. En algunas ocasiones, las extremidades se enfrían, pero el torso y la cabeza continúan calientes al tacto, incluso aunque no haya fiebre.

Bismutum es un maravilloso remedio a recordar para esta situación específica. Te pueden llamar del domicilio del paciente con un pánico generalizado por la violencia de los síntomas. Obviamente, ningún antiespasmódico ordinario podrá aliviar semejante dolor, y el prescriptor alópata se verá forzado a considerar drogas muy poderosas o cirugía. Los síntomas no dejarán de hacernos pensar en Phosphorus, pero Phosphorus no cambiará el caso. El cuadro clínico es demasiado violento, demasiado extremo.

Como regla general, Bismutum también puede tenerse en mente incluso para gastralgias más suaves en pacientes de las características de Phosphorus, cuyo tratamiento con este remedio no ha funcionado. Así, después de haber tratado al paciente con Phosphorus y haber esperado una respuesta, puede considerarse Bismutum como alternativa especialmente si hay una historia de periodicidad de los paroxismos.

Bryonia

Los conceptos que caracterizan a Bryonia son SOLEDAD e INSEGURIDAD. Los pacientes Bryonia se encierran en sí mismos a fin de aislarse del contacto con los demás. En el fondo siempre tienen una profunda sensación de inseguridad, un sentimiento de vulnerabilidad y debilidad. Es esto lo que les lleva a buscar el aislamiento. No quieren ser molestados y están muy contentos de vivir solos.

Los pacientes Bryonia son muy sensibles a cualquier intromisión; se sienten fácilmente irritados, coléricos y resentidos. En su interior, sienten gran desdicha y abatimiento. Especialmente durante procesos agudos, sienten embotamiento mental y abatimiento en el plano emocional. Sin embargo no quieren mostrarlo. Sólo quieren que se les deje solos.

Desde luego, la característica mejor conocida de Bryonia es AGRAVACIÓN AL MENOR MOVIMIENTO, aplicado a los tres niveles: mental, emocional y físico. La mente se le embota; no puede esforzarla en absoluto, incluso en una simple conversación. En condiciones agudas, este embotamiento mental es una característica muy destacada. Emocionalmente, cualquier molestia —incluso el consuelo o el intento de ayuda bienintencionado— le produce fácilmente irritación y resentimiento. Y por supuesto, el cuerpo sufre por cualquier movimiento. El paciente Bryonia quiere permanecer totalmente quieto en una habitación oscura y que se le deje completamente solo. Incluso encender una luz producirá una reacción porque la simple contracción del iris le agravará los síntomas; ¡el paciente Bryonia no puede permitirse ni eso!

Un hombre Bryonia que padezca gripe se aislará, apagará la luz de la habitación y permanecerá en la cama sin el más ligero movimiento. Si su esposa entra en silencio en la habitación y le pregunta si quiere alguna infusión caliente, él se sentirá irritado incluso por ésta y pregunta, a pesar de su amable intención. Automáticamente y con énfasis le responderá: «¡No!». Si ella insiste y le trae la infusión, al bebérsela se sentirá mejor, porque Bryonia es muy sediento. No obstante, a pesar de tener sed, su respuesta inicial será generalmente negativa porque no quiere ser molestado por nada.

La irritabilidad de los pacientes Bryonia es tal que parecen hacer responsables a los demás de sus sufrimientos. Son agresivos de tal manera, que hacen que los demás se sientan incómodos.

A pesar de la agresividad externa, los pacientes Bryonia se sienten interiormente muy inseguros —especialmente respecto a su bienestar económico—. Cuando se sienten enfermos, lo primero que quieren, es ir a casa donde se sienten a salvo de toda tensión.

Cuando deliran hablan principalmente de negocios, porque temen por su seguridad económica. Esto se manifiesta en el hecho de ser Bryonia el remedio más prominente en «miedo a la pobreza».

Los pacientes Bryonia son de materialista (aunque no tanto como Arsenicum). Incluso las personas idealistas tendrán un profundo sentimiento de inseguridad respecto a su futuro económico. De hecho, pueden estar bien económicamente, pero a la vez pueden sentir un miedo irracional a ir directos a la bancarrota. Por supuesto, esto referido a un miedo patológico a la pobreza, no a algo basado en la realidad.

Tengo la impresión de que esta inseguridad surge de la falta de contacto social en los pacientes Bryonia. No se permiten el sentimiento de seguridad derivado de la familia, amigos, comunidad, etc. Los pacientes Bryonia son gente responsable; generalmente toman la mayor parte de responsabilidad por sus familias, por ejemplo, pero después se preguntan quién cuidará de ELLOS en caso de desastre financiero. Se sienten sin apoyo e inseguros. El sufrimiento de los pacientes Bryonia es muy grande —tanto en procesos agudos, migrañas o dolores artríticos crónicos—. El menor movimiento los agravará mucho. Este sufrimiento puede llevarlos al temor de que van a morir, aunque más bien caen en un estado de desaliento. Parecen rendirse y simplemente aceptar la aparentemente inevitable idea de que van a morir. Hay una desesperanza de recuperarse, pero este sentimiento no está lleno de la angustia que se encuentra en Arsenicum o Calc. carb. Es una resignación a lo que parece inevitable.

En el nivel físico hay muchos síntomas característicos de Bryonia. El más destacado es la agravación ante el menor movimiento. Debemos recordar, no obstante, que si los dolores se vuelven muy severos pueden llegar a estar muy inquietos. El sufrimiento llega a ser tan intenso que se sienten impulsados a hacer algo y entonces empiezan a dar vueltas. En esta situación, Bryonia puede confundirse por Rhus tox. o Arsenicum. A pesar de esta inquietud, sin embargo, los dolores de Bryonia no mejoran con el movimiento.

Otro síntoma clave de Bryonia es la mejoría con la presión. Quieren sujetar la parte dolorida, mantener la cabeza apretada o acostarse sobre el lado doloroso. Esta mejoría por la presión, junto a la agravación por el movimiento, explica la razón por la cual Bryonia se considera un remedio prácticamente específico para la apendicitis. Los médicos de todas partes conocen el clásico signo clínico con el que se diagnostica la apendicitis —descompresión abdominal dolorosa—. La presión lenta y suave aplicada sobre el apéndice no es dolorosa hasta que se agrava por un movimiento brusco de descompresión. Por supuesto, se puede presentar la apendicitis de otras formas, pero comúnmente presenta estos dos síntomas claves principales de Bryonia. Recuerdo un caso de apendicitis visto por uno de los médicos de nuestro centro. Era tan obvio que se sintió obligado a enviar al muchacho al hospital. Yo le dije que previamente le administrará una dosis de Bryonia y posteriormente al ser examinado en el hospital, el médico no pudo hallar evidencia alguna de apendicitis.

Generalmente Bryonia es un remedio de lateralidad izquierda particularmente en la cefalea migrañosa. Generalmente las migrañas son unilaterales al principio, y Bryonia cubre más a menudo las del lado izquierdo que mejoran por presión y por la aplicación de un paño frío y húmedo. Estas cefaleas son por naturaleza congestivas, y en algunos casos cursan con rubefacción y también pueden afectar a toda la cabeza.

Otro síntoma característico a nivel físico es la gran sequedad de las mucosas. Esta sequedad es un síntoma general, que incluso puede aplicarse al nivel emocional. Los pacientes Bryonia están emocionalmente secos; no pasan muchas cosas en el plano emocional. Naturalmente, la sequedad de mucosas les producirá mucha sed —frecuentemente, y de grandes cantidades—. No importa en Bryonia si el agua está caliente o fría. Incluso si el deseo es de agua fría, nunca será tan marcado como en Phosphorus (recordar de nuevo la importancia de subrayar los síntomas en los casos escritos según su mayor o menor intensidad). Sin embargo, cuando hay problemas gastroduodenales (gastritis, úlcera duodenal, etc.), Bryonia desea bebidas calientes que le mejoran.

No obstante, debe ser recordado que Bryonia es también uno de los principales remedios para la sequedad sin sed, junto con Belladona, Nux moschata y Natrum mur.

A menudo, se agrava por la tarde —alrededor de las tres o las cuatro, o incluso hasta las siete de la tarde—. Aun así, es más característica la agravación a las nueve de la noche que dura hasta que el paciente se duerme. Esto puede ser un síntoma que nos confirmará claramente que se trata de un caso Bryonia, así como la agravación a las nueve de la mañana puede sugerir Chamomilla.

No hay muchos síntomas marcados en Bryonia respecto a deseos y aversiones. Muchas veces pueden tener el deseo de comer ostras, pero esto es todo. Como ya se ha dicho, las bebidas calientes mejoran los trastornos gástricos.

Los pacientes Bryonia sufren de vértigo, especialmente al volver la cabeza para mirar atrás. El darse la vuelta en la cama también les ocasiona vértigo, como cabría esperar. Generalmente los pacientes Bryonia desean acostarse sobre el lado izquierdo y se agravan al acostarse sobre el lado derecho.

Bryonia es un remedio lento en desarrollar patología y lento también en actuar una vez administrado. En los casos crónicos de Bryonia se verá una larga historia de desarrollo gradual —por ejemplo, durante un período de cinco años—. En la artritis, primero se afectará ligeramente una articulación, y después otra. Por contra, los dolores artríticos en Formica rufa aparecen dramáticamente en varias articulaciones a la vez. En el mismo año, las inflamaciones articulares aumentan en número e intensidad hasta que el paciente se siente totalmente hundido, lleno de ansiedad e inquietud por la intensidad de dolores. En este punto, Bryonia puede confundirse con Rhus tox. por los dolores reumáticos, pero en Rhus tox. los dolores reumáticos mejoran con calor (los dolores congestivos de Bryonia mejoran con frío).

Los casos Bryonia agudos se desarrollan en un período de días. Quizá hay una exposición al frío, pero pocos síntomas se presentan durante los primeros días. Puede aparecer fiebre al tercer día aproximadamente y entonces una enfermedad florida se hace evidente en el cuarto día. Este mismo proceso ocurre en Gelsemium. Por contra, en Belladona o Aconito la sintomatología irrumpirá como un volcán.

Una vez visto un caso agudo de Bryonia difícilmente se olvidará. Recuerdo el primer caso agudo que traté —un hombre con bronquitis—. Le visité en su casa, donde vivía con otro hombre soltero. Cuando entré en su habitación estaba sentado en la cama frente a la pared, vuelto de espaldas. Yo le pregunté: «¿Cómo está usted? ¿Cómo se siente?». No me respondió ni giró la cabeza. A lo largo de la entrevista fui incapaz de conseguir que se diera la vuelta. La fiebre era muy alta y tenía una tos tan dolorosa que debía sujetarse el pecho para dejar salir pequeños golpes de tos. Cuando le pregunté qué comía, su amigo respondió que sólo tomaba agua. Obviamente, éste fue un perfecto caso Bryonia, y rápidamente se recuperó.

Calcarea carbonica

Calcarea carbonica es un remedio muy amplio, con muchas derivaciones. Quizá la mejor forma de describirla sea tomando separadamente cada uno de los tres niveles.

El trastorno fundamental del metabolismo del calcio que sintetiza Calcarea carbonica parece manifestarse en dos tipos corporales diferentes. Desde luego, la mayoría de casos Calcarea carbonica son sujetos de tez *clara, gordos* y *flácidos,* bien descritos en la literatura. Estas personas ganan peso fácilmente y tienen dificultad en perderlo incluso consumiendo muy pocas calorías. Esto es tan característico de Calcarea carbonica que casi siempre está presente. Hay otra tipología que ocasionalmente puede verse; persona *magra, delgada, con la cara flaca* y *cubierta de finas arrugas,* que se disponen en líneas *verticales y horizontales* delimitando *pequeños cuadrados;* el aspecto global es el de una persona que *ha sufrido mucho.* Esta tipología de paciente Calcarea carbonica experimenta todas las fases típicas de la patología Calcarea, aunque su aspecto no se asemeje al clásico estereotipo.

Es interesante observar que un alto porcentaje de niños parecen necesitar Calcarea carbonica. Aunque *nunca debería prescribirse rutinariamente* a niños, es cierto no obstante que es probablemente el remedio más prescrito en este grupo de edad. Para mí, este hecho sugiere que uno de los trastornos fundamentales en el organismo humano es el que afecta al metabolismo del calcio.

Es por esta razón que cuando se ve a un paciente de sesenta o setenta años que claramente necesite Calcarea carbonica, se puede asegurar que el paciente tiene una *constitución básicamente fuerte*. Típicamente, estos pacientes mayores Calcarea carbonica han vivido muy activamente con escasos problemas de salud. Finalmente, quizá debido a sobreesfuerzos o mucho estrés, muestran alguna patología. En tales casos, el pronóstico es muy bueno. *Cualquiera que pueda mantener en la vejez la misma imagen del remedio característico de la infancia puede decirse que tiene básicamente una constitución robusta.*

Los niños Calcarea carbonica presentan un cuadro claro. Generalmente son algo regordetes, blandos y flácidos. Su complexión tiende a ser más bien cérea y pálida. No tienen mucha vitalidad, de *modo que en general evitan actividades físicas*. Por naturaleza son más bien reservados, retraídos e independientes. Preferirán sentarse y observar que unirse activamente a los juegos de otros niños.

Los niños Calcarea carbonica tienen una tendencia a *transpirar profusamente*. Esto puede ocurrir incluso tras un ligero ejercicio, pero más característicamente durante *más o menos los primeros diez minutos del sueño*. La transpiración es más *predominante* en la región cervical que en la cabeza y cara y menos en la parte superior del torso. Aunque en los niños la parte inferior del torso casi nunca se afecta por un exceso de transpiración, esto sí que puede suceder en los adultos, que además tienen una sudoración pegajosa de palmas y pies. Los adultos, incluso tienen tendencia a sudar en un ambiente frío; se produce alguna reacción inusual en el cuerpo que les hace sudar con el frío.

Los niños Calcarea carbonica tienen generalmente una historia de frecuentes resfriados en invierno y una fuerte tendencia a la inflamación glandular. Calcarea carbonica padece habitualmente de estreñimiento, pero no le dan importancia, ni sufre por ello. Es la madre la que se da cuenta de que su hijo lleva tres o cuatro días sin evacuar, y entonces empieza a preocuparse. Esto es característico de los niños Calcarea carbonica, y en general se sienten mejor cuando están estreñidos. Es al presentarse la diarrea cuando empiezan a gemir, a quejarse y a sentirse disgustados.

La situación se invierte en el adulto. El estado de los intestinos es con frecuencia de gran importancia en los pacientes Calcarea carbonica adultos. En este caso sucede lo contrario; la diarrea alivia y el estreñimiento agrava al paciente. Es interesante la frecuencia de tales inversiones en diferentes etapas de muchos remedios en homeopatía. La típica agravación por el tiempo frío y húmedo vista en adultos no se produce en los niños Calcarea carbonica. A veces uno puede confundirse al creer que son gente calurosa debido a la transpiración. Transpiran al mínimo esfuerzo. También, la transpiración al principio del sueño puede hacer que retiren las mantas de la mitad superior del cuerpo.

Los niños Calcarea carbonica muestran un deseo concreto por los huevos pasados por agua y por el azúcar.

Los niños Calcarea carbonica son generalmente buenos estudiantes cuando van a la escuela. Son inteligentes, pero su comprensión puede ser un poco lenta. Les lleva un poco más que a los otros comprender el material de estudio, y por este motivo se sienten a menudo apurados en su trabajo. Sin embargo, son capaces de trabajar duro, y pueden dedicar horas a completar su trabajo.

Si la patología Calcarea carbonica alcanza el plano emocional durante la infancia, podemos ver niños quejosos, que gimen y se disgustan mucho. Si se le pregunta al pequeño qué quiere, no puede decirlo. Es un estado de queja e insatisfacción.

Entre los seis y los doce años, los niños Calcarea carbonica desarrollan frecuentemente una intensa curiosidad acerca de cosas sobrenaturales, de lo desconocido, del más allá. Seriamente hacen preguntas como «¿Quién es Dios? ¿Qué intenta hacer con nosotros? ¿Quiénes son los ángeles? ¿Qué hacen los ángeles? ¿Por qué muere la gente? ¿Qué nos pasa al morir?». Por supuesto, estas preguntas dependen de la educación del niño, y son naturales en muchos niños. Sin embargo, en niños Calcarea carbonica esta curiosidad puede llegar a extremos patológicos. Un niño así puede decir que espera que un ángel venga y le lleve al paraíso.

No puedo explicar exactamente esta tendencia en niños Calcarea carbonica. Parece surgir de la observación del mundo que les rodea. Ven sufrimiento e injusticias; quizá haya algún conflicto entre los padres. Entonces alguien menciona a Dios y este concepto parece penetrar en sus mentes con facilidad. Dios, los ángeles y las influencias sobrenaturales parecen explicarles el mundo. Piensan sobre estos temas, preguntando y fantaseando.

En la madurez, esta tendencia se expresa como miedo a la locura. En Calcarea carbonica el miedo a la locura es un miedo a perder el control, miedo a lo desconocido. Estas personas han aprendido a recurrir bastante a la mente, a confiar en ella para superar dificultades. En consecuencia, cuando finalmente se derrumban ante tanto estrés y sobreesfuerzo, el mayor miedo es el de perder el juicio, su medio principal para mantener el control.

En Calcarea carbonica la patología se presenta debido al estrés y el esfuerzo prolongado para superarlo. Son gente capaz, generalmente resistentes en circunstancias ordinarias. Sin embargo, el estrés prolongado y el sobreesfuerzo los llevan finalmente al desfallecimiento, primero en el nivel físico, y después en los niveles emocional y mental. El sobreesfuerzo —físico o mental— es el mayor enemigo de los pacientes Calcarea carbonica.

A nivel físico, la patología en el paciente Calcarea carbonica adulto, afecta principalmente al sistema musculoesquelético. Las principales manifestaciones son el reumatismo y la artritis. En el adulto hay una agravación por tiempo frío y húmedo, y una mejoría por el calor. La primera región afectada en los pacientes Calcarea carbonica es la región lumbar. El proceso empieza ahí y se extiende después a la región cervical y a las extremidades. Cuando se ve un paciente ligeramente obeso, que empeora con el clima frío y húmedo, y cuyos principales trastornos son la artritis y el reumatismo, hay una fuerte posibilidad de que sea Calcarea carbonica.

Los pacientes Calcarea carbonica tienen las extremidades frías. Se ponen calcetines para dormir. No obstante, terminan quitándoselos más tarde durante la noche, porque los pies les empiezan a arder.

Simultáneamente al plano emocional, el nivel mental empieza también a afectarse. Tienden a fijarse en pequeñeces a obsesionarse con detalles irrelevantes. Hacen bromitas tontas, o persisten en hablar sobre cosas intrascendentes, que no importan a nadie más.

En este punto, la previa ansiedad por el futuro da paso a ansiedad por la salud. Hay miedo a las enfermedades infecciosas, a la tuberculosis, a las enfermedades cardíacas, al cáncer, etc. En nuestros días, los pacientes Calcarea carbonica son particularmente susceptibles al miedo al cáncer y a enfermedades cardíacas. Naturalmente hay un miedo marcado a la muerte.

Con el tiempo, este estado de temor los conduce a otro histérico. Parecen perder su capacidad de comprensión y concentración. No saben lo que quieren y se vuelven muy agitados. Andan arriba y abajo. Tienen impulsos de romper cosas, de saltar por la ventana, de gritar. Todo ello con o sin apenas provocación. Están en un estado de confusión, sólo quieren gritar o hacer algo desesperado.

Llegados aquí, estos pacientes están al borde de la locura. Sin embargo, si entran de verdad en un estado de esquizofrenia u otra psicosis, es más probable que se necesite otro remedio. En mi experiencia, Calcarea carbonica no está indicada en pacientes realmente psicóticos.

Un síntoma característico que aparece en Calcarea carbonica al afectarse en el plano mental es el miedo a que otros observen su confusión. Son conscientes del embotamiento de su mente, de la incapacidad para mantener su concentración y de la confusión resultante. Viven en el temor de que esta confusión sea descubierta por los demás. Sin embargo, éste es un síntoma que los pacientes Calcarea carbonica nunca expresarán voluntariamente. Hay que preguntar directamente para que lo confirmen. Generalmente responderán con un enfático «¡Sí!» y una tremenda expresión de alivio. Se sienten muy agradecidos que alguien les comprenda.

Durante el desarrollo de la patología mental y emocional, se verá muy probablemente la desaparición de muchos síntomas físicos. Lo primero en irse es la transpiración. Estas personas profundamente susceptibles pueden no verse tan afectadas por el clima frío y húmedo. Todavía pueden sentir el frío, pero no tanto como antes. Puede desaparecer por completo el deseo por los huevos y los dulces.

En esta fase, puede ser fácil confundir Calcarea carbonica con Phosphorus. Si el paciente conserva la típica sed por bebidas frías, el deseo por los helados y el deseo de sal, la decisión puede ser muy difícil. La ansiedad por la salud, el miedo a la muerte y el miedo sugestionable al cáncer y a la enfermedad cardíaca, pueden sugerir tanto Phosphorus como Calcarea carbonica. Además, Calcarea carbonica puede tener miedo a las tormentas y a la oscuridad. A menudo tiene palpitaciones parecidas a las de Phosphorus.

Sin embargo, hay algunos puntos que permiten diferenciar Calcarea carbonica de Phosphorus. Calcarea carbonica no necesita tanto la compañía como Phosphorus. Calcarea carbonica tiende a dormir sobre el lado izquierdo, mientras que Phosphorus prefiere hacerlo sobre el lado derecho. Calcarea carbonica prefiere comida caliente, mientras que Phosphorus la prefiere fría. Ambos pueden ser muy sedientos de agua fría, pero esta característica está mucho más acentuada en Phosphorus, de manera que estará subrayada una vez o a lo mucho dos en Calcarea carbonica, mientras que en Phosphorus lo estará dos o tres veces.

Finalmente, el aspecto físico es completamente diferente. Phosphorus es alto, delgado y delicado. Calcarea carbonica suele ser obeso y flácido; incluso el paciente Calcarea carbonica de constitución delgada está lleno de arrugas y no es de aspecto tan delicado.

Calcarea phosphorica

Calcarea phosphorica es un remedio que probablemente no se valora adecuadamente. Es de acción muy profunda, con un amplio espectro de sintomatología, pero es fácil confundirlo con otros remedios más clásicamente conocidos como «policrestos». En mi propia práctica me consta que frecuentemente di Calc. carb., Phosphorus, Phosphoricum acidum, incluso Chamomilla cuando debí dar Calcarea phosphorica. Gradualmente, sin embargo, he aprendido a discernir algunos puntos que le distinguen de otros remedios. En este capítulo intentaré resaltar estas características, junto con las otras más notables de su sintomatología general.

El DESCONTENTO es el tema principal en torno al que se desarrolla la imagen de Calcarea phosphorica. Los pacientes Calcarea phosphorica no saben lo que quieren. Saben que algo va mal en ellos pero no saben qué es ni qué hacer al respecto. La indolencia afecta todo el organismo, y esto lleva a un profundo descontento, a una profunda insatisfacción.

En Calcarea phosphorica hay generalmente un momento en que la energía de la persona decrece súbitamente. Quizá hubo un proceso agudo, un shock de algún tipo, inyecciones de penicilina, etc. Sea cual fuere la causa, le siguió un rápido bajón de energía —quizá no de la noche a la mañana, sino a lo largo de un breve período de tiempo—. Después, y desde ese momento, el paciente notó una indolencia mental, una indiferencia emocional y una falta de vigor. Este estado de vitalidad deprimida afecta a los tres niveles simultáneamente y ello le lleva a un descontento generalizado.

En Calcarea phosphorica la debilidad fundamental se ve más acentuadamente en el plano mental. Es como si la mente se volviera flácida, igual que los músculos. Aquí se hace evidente el elemento Calc. carb. La capacidad mental parece enlentecerse a un tercio de su velocidad normal. No es una perversión de la función mental o una confusión. Los procesos mentales funcionan adecuadamente, pero a una velocidad mucho más lenta y requiriendo mucho más esfuerzo que antes. Por ejemplo, un paciente Calcarea phosphorica puede estudiar matemáticas, pero un problema que solía llevarle media hora antes del inicio de la patología, le lleva ahora hora y media.

Entonces, debido al esfuerzo utilizado, empieza a cometer errores —a escribir mal letras o a trasponer palabras—. Resulta difícil concentrar la mente. El paciente se vuelve olvidadizo, va a una habitación a coger algo y al llegar allí olvida qué es lo que iba a buscar.

Una persona normal y sana es capaz de generar pensamientos, ideas y algún grado de reflexión. El paciente Calcarea phosphorica pierde esta capacidad. Si dispone de tiempo y nada le distrae, puede completar la tarea que tiene entre manos, pero sólo lentamente y con esfuerzo. Sin embargo, lo interesante es que los pacientes Calcarea phosphorica pueden ser ESTIMULADOS a trabajar de forma eficaz si la tarea es lo suficientemente interesante. Tienen aversión al trabajo si es rutinario, pero pueden aplicarse a tareas no habituales. En otras palabras, la mente ha perdido su vitalidad, pero puede ser ESTIMULADA cuando la persona es adecuadamente motivada.

En general, los esfuerzos mentales cotidianos son demasiado para los pacientes Calcarea phosphorica. A diferencia de los pacientes Calc. carb., que continuarán sin quejarse con las tareas intelectuales que tienen que realizar, Calcarea phosphorica querrá evitarlos. El ejercicio mental puede acarrear cefalea. Es uno de los primeros remedios a tener en cuenta en escolares con cefalea por esfuerzo mental; en cambio, Calc. carb. está más indicado para escolares con cefalea tras efectuar un esfuerzo FÍSICO.

Los pacientes Calcarea phosphorica tienen trastornos por pena o por malas noticias. Supongamos que una persona recibe una llamada telefónica, diciéndole que su hijo ha muerto en accidente de tráfico. La mayoría de la gente experimentaría un gran dolor, con gritos y llanto, etc., y gradualmente se irá recuperando. Los pacientes Calcarea phosphorica, sin embargo, se sentirán completamente abrumados, se colapsarán por completo, incapaces de enfrentarse con la situación de ninguna manera. No es tanto la pena *per se* lo que les afecta; sino la pura tensión del suceso.

En el nivel emocional, se da una indolencia que se manifiesta como indiferencia o apatía. Toda motivación parece perdida. No obstante, esto no es tan severo como vemos en Phosphoricum acidum. En Calcarea phosphorica la indolencia no es tan absoluta; la persona aún está animada por un tremendo descontento.

Finalmente en el nivel físico, el paciente Calcarea phosphorica puede experimentar una pérdida de vitalidad. Tras un shock o algún acontecimiento estresante, se da cuenta de que no puede jugar su habitual partido de tenis sin quedarse exhausto o sin aliento. De la misma manera que la mente se vuelve flácida, los músculos también lo hacen.

Lo fundamental a recordar de Calcarea phosphorica es que esta falta de vitalidad en los niveles mental, emocional y físico produce un profundo descontento en la persona. Comprende que algo va mal, pero no sabe lo que quiere. Nada le satisface. Este estado puede parecer similar a Tuberculinum, pero tiene un origen completamente diferente y carece de la malicia de Tuberculinum. Es más próximo a Chamomilla, pero sin su agresividad y violencia.

La imagen Calcarea phosphorica en niños ayuda a comprender la situación en los adultos. Recuerdo al hijo de un médico que tuvo una lesión en la cabeza. Se volvió muy malhumorado e irritable. Le preguntábamos: «¿Qué te pasa? ¿Te duele? ¿Qué quieres?». Con cada pregunta él lloraba más. Solía despertarse por la noche gritando, sin razón aparente. Los padres incluso lo sacaban a pasear a las tres de la mañana, pero en seguida volvía a llorar. Naturalmente, prescribí Chamomilla en primer lugar, pero no le hizo efecto. Finalmente Calcarea phosphorica resolvió el problema.

Es este descontento lo que caracteriza también el estado adulto. Se quejan, se lamentan, gimen, pero no hay forma de satisfacerles. Sienten que hay algo que va mal en su organismo, pero no pueden hallar la forma de corregirlo. El descontento afecta incluso al sueño; gimen en sueños.

Como muchos remedios preparados a partir de sales, Calcarea phosphorica combina la sintomatología de sus componentes. Tiene la agravación de Calc. carb. por el ejercicio (aunque no su resistencia para el esfuerzo mental), pero tiene la capacidad Phosphorus de ser estimulado a hacer cosas. Al igual que Calc. carb. es lento para aprender a hablar o a andar. Es sin embargo exclusivo de Calcarea phosphorica la lentitud en el cierre de las fontanelas y los «dolores de crecimiento» de los niños, debido a la lenta soldadura de las epífisis.

La influencia Phosphorus se manifiesta intensamente en un síntoma del que he visto curarse a pacientes Calcarea phosphorica: miedo a las tormentas. Este síntoma no lo incluye el *Repertorio* de Kent, pero es tan destacado en mi experiencia que lo he añadido en segundo grado. También por experiencia, añadiría Calcarea phosphorica en las rúbricas Compasivo y Ansiedad por los demás. Los pacientes Calcarea phosphorica, de algún modo, sufren por los demás, pero con la diferencia de que están más desapegados que Phosphorus. En Calcarea phosphorica es más un asunto interno, menos evidente que en Phosphorus. Básicamente, los pacientes Calcarea phosphorica carecen de la energía o motivación para darse tanto como los pacientes Phosphorus.

Ahora mencionaré algunos de los síntomas físicos claves que distinguen a Calcarea phosphorica. Desde luego, la principal zona afectada es la región cervical y el área torácica superior, incluyendo la escápula. Pueden experimentar como sacudidas eléctricas que parecen estallar en todas direcciones. Estos dolores se agravan especialmente por corrientes de aire y por el clima frío y húmedo —como Rhus tox. y Cimicifuga.

La región cervical, en general, es una región interesante para estudiar remedios y sus distintas causas. Respecto al nivel mental/emocional, los dolores en este área simbolizan conflictos entre las demandas percibidas y la duda respecto a la capacidad de responder a tales demandas. La moderna sociedad urbana alimenta particularmente este conflicto. Se generan muchas tensiones a las que nuestros organismos no están acostumbrados; si la vitalidad de un paciente es incapaz de enfrentarse con estas tensiones, el mecanismo de defensa crea un bloqueo en la región cervical, el conducto que conecta los «órganos» mentales y emocionales del cuerpo. Asimismo, este proceso puede darse en otros remedios, pero es particularmente destacado en la patología de Calcarea phosphorica. Siente como si una mano estuviera apretando los vasos sanguíneos del cuello impidiendo la circulación a ese nivel.

En general, es conocida la intolerancia de Calcarea phosphorica al clima frío y húmedo. Esto ocurre en especial cuando la nieve se derrite. La agravación puede no ser particularmente severa cuando cae la nieve, pero al derretirse y al aumentar la humedad, todo se les vuelve rígido.

Es verdad que los pacientes Calcarea phosphorica son generalmente intolerantes al frío, pero el elemento Phosphorus muestra su influencia de nuevo en casos excepcionales de pacientes calurosos. Sin embargo, incluso en estos casos excepcionales, los dolores LOCALES se agravan por el clima frío y húmedo. Además, también tienen los pies fríos típicos de Calcarea phosphorica.

La rigidez de Calcarea phosphorica puede semejar la de Rhus tox. en que se agrava por la mañana y mejora con el movimiento durante el día. En Calcarea phosphorica los tendones y ligamentos parecen perder su vitalidad y elasticidad. En particular, esto hace que la columna vertebral pierda su alineamiento normal. Por esta razón, Calcarea phosphorica es uno de los principales remedios para la escoliosis.

A veces los pacientes Calcarea phosphorica suspiran de forma similar a Ignatia. Pero esto puede ocurrir no necesariamente tras una pena. Es como si no hubiera suficiente oxígeno, y el paciente se siente impulsado a inspirar profundamente, sin mejorar. A veces hay una sensación de calambre en el plexo solar indistinguible de Ignatia. Además, puede haber sudoración facial, que es un síntoma clave de Ignatia.

Si bien no se incluye en el *Repertorio*, Calcarea phosphorica tiene deseo por los dulces. También por carnes ahumadas, como el salami.

Una interesante observación que he hecho es que Calcarea phosphorica es un remedio que tiende a producir agravaciones prolongadas, incluso de diez a veinte días. Parece que afecta muy profundamente todo el organismo y remueve muchos problemas profundos en el camino hacia la curación. Calcarea phosphorica es un remedio muy útil —irremplazable cuando está indicado.

Cannabis indica

Cannabis indica es un remedio que será cada vez más empleado en nuestras sociedades modernas debido al uso creciente de drogas psicoactivas. Naturalmente, Cannabis está indicado en casos cuya sintomatología se centra en gran parte en los planos mental y emocional. Es interesante saber que parece haber dos tipos básicos de personas que requieren Cannabis indica, completamente distintos entre sí. Uno es por naturaleza una persona principalmente emocional, etérea, alguien que se relaciona con las cosas generalmente a través de las emociones más que con el intelecto. El otro es un hiperintelectual dominado por el miedo a perder el control. Expondré los síntomas de ambos tipos por separado.

El primero, el tipo emocional, prefiere no usar el intelecto. Estas personas no son hábiles para las tareas matemáticas o analíticas. A medida que se manifiesta la patología Cannabis indica, empiezan a sentirse ligeros, etéreos y extáticos. Parecen disfrutar de un estado maravilloso, como flotando, la mayor parte del tiempo. Se sienten muy ligeros, sin tocar el suelo —«colocados».

Estas personas parecen tener una muy tenue conexión entre la parte espiritual y la parte física. Parecen dejar su cuerpo con facilidad. Fácilmente experimentan estados tipo Samadhi y de trance, estén o no familiarizados con métodos espirituales que buscan tales experiencias. En tales estados, pueden experimentar también con facilidad fenómenos psíquicos. Al dormirse, en particular, tienen la sensación de dejar el cuerpo y viajar a otras dimensiones. A veces se despiertan de noche y sienten que no están en su cuerpo. Durante este estado, puede que intenten mover las piernas, dándose cuenta de que no pueden; quieren moverlas, pero nada sucede. Éste es un estado similar a la catalepsia, y puede llegar a ser aterrador.

La mayor parte del tiempo, estos pacientes están en un estado extático, elevado, pero cuando se sienten separados del cuerpo entran en un estado de terror. Están convencidos de que pueden morir en tal situación, a pesar de todas las afirmaciones en sentido contrario. De modo que tienen miedo a la muerte o a la locura, pero en este tipo de gente los estados de temor desaparecen en poco tiempo.

Estas personas tan «etéreas» experimentan también distorsiones en sus percepciones sensoriales. Cannabis indica acelera todos los sentidos. Toda impresión se percibe mucho más rápida e intensamente. Debido a esta intensidad aumentada, el tiempo parece distorsionado. Internamente, se sienten muy excitados, de modo que los acontecimientos externos parecen suceder más lentamente de lo habitual. Ésta es la razón del síntoma «El tiempo pasa lentamente». También se producen distorsiones espaciales. Sienten estar muy lejos de los objetos, que están viajando o alejándose de las cosas. Sus extremidades pueden parecer reducirse. De nuevo estas sensaciones demuestran la facilidad que tienen estas personas de conectar con el plano etérico.

A pesar de su «éxtasis», son conscientes de su estado patológico. Su mente se vuelve confusa, vaga, dispersa. Se vuelven ineficaces en sus tareas, y no pueden centrarse en la realidad ni un momento. Típicamente cambian a menudo de trabajo por su insatisfacción. Dejan un trabajo simplemente porque han perdido el interés; prefieren hacer otra cosa. No sienten ninguna amargura por esto. En general, son gente suave, dulce, muy adaptable.

Este primer tipo de paciente Cannabis ríe fácil y desmesuradamente por todo. Sus reacciones emocionales son fácilmente exaltadas por impresiones externas.

Ahora bien, el segundo tipo —los pacientes Cannabis hiperintelectuales—, son casi el opuesto al primer tipo. No son nada felices, ni resulta fácil llevarse bien con ellos. También han experimentado la sensación de dejar el cuerpo —pero sólo en ciertas partes, las cuales parecen volverse ligeras, como si estuvieran flotando—. Esto se siente especialmente en las extremidades. Sienten los brazos como si ya no tuvieran huesos, y se vuelven tan ligeros que podrían flotar.

Para estos pacientes Cannabis tan intelectuales, tales sensaciones son terroríficas. Pierden el control de brazo, como si éste siguiese su propio camino. Cualquier pérdida de control crea una gran ansiedad y temor en ellos. Estas personas sienten un miedo constante a la locura, que es otra forma de expresar el miedo a perder el control. También pueden describirlo como miedo a la muerte. Este estado de ansiedad es continuo y repercute hasta tal grado en su comportamiento que se pueden considerar remedios como Phosphorus, Arsenicum o Nitricum acidum. Esta ansiedad se siente generalmente en el estómago o en el pecho.

Es en particular en estos pacientes tan intelectualizados en los que Cannabis indica parece estimular directamente el cerebro. Estas personas están constantemente teorizando sobre todo. Puede resultar muy interesante conversar con ellos. Tienen sus propias ideas sobre lo que sucede en el mundo, sobre su propia salud, sobre los diversos proyectos en los que están implicados, etc. Especialmente en esta época de experimentación con diversas tendencias religiosas o espirituales, estos pacientes Cannabis están llenos de ideas sobre cada disciplina. Son muy rápidos e inteligentes, de inmediato pueden ver cualquier asunto desde diferentes ángulos.

Tales pacientes pueden parecer muy instruidos y cultos y de hecho, a menudo lo son, pero no son eficientes en actividades intelectuales. Sus mentes están muy dispersas. Sus teorías no tienen principio ni final; no son verificables porque no se basan en la realidad. Saltan de una idea a otra como Lachesis. Al principio, pueden hacer pensar en Lachesis, pero al ir escuchándoles se comprende cuán infundadas son sus ideas. Los pacientes Lachesis saltan de un tema a otro, pero sus ideas son más concretas y objetivas.

Durante una consulta, este tipo de paciente puede plantear grandes dificultades. Es muy difícil hacerles concretar. Puedes decir al paciente: «Puesto que usted parece tener tanta SED, voy a basar mi prescripción en este síntoma». Inmediatamente el paciente replicará: «Oh, espere un momento. No quise decir sed, exactamente. Estoy seguro de que mi sed es realmente un deseo por lo salado, porque debe estar causado por las sardinas que comí hace un rato. Deben haberme alterado el cuerpo». Este proceso se repite con cada síntoma, hasta que uno siente que no tiene nada con qué continuar. Lo ven todo desde tantos ángulos y en términos tan relativos que no pueden concretar nada.

Tampoco puedes comprender el alcance de su teorización durante la entrevista. No lo ven como un problema; incluso pueden no ser conscientes de ello. Durante la entrevista el paciente hablará sólo sobre la acidez, el estreñimiento, etc. Quizá admitirá que tiene algún miedo a la muerte y sed en exceso, y uno decide darle Phosphorus o Arsenicum. Después, durante una conversación casual tras la entrevista, al sacar a colación algunos temas generales, súbitamente descubres que está lleno de teorías, en su mayor parte disparatadas. Entonces puede pensar en Cannabis indica.

Además, estos pacientes Cannabis de tipo intelectual son muy críticos. A cada prescripción o sugerencia, quieren conocer exactamente por qué se llegó a esa decisión en particular. En todo momento deben sentir que todo está controlado, impulsados por su miedo subyacente a enloquecer. Por este motivo están siempre desafiando y preguntando. Son gente difícil, el extremo opuesto del feliz y llevadero primer tipo de paciente Cannabis.

Característicamente, Cannabis indica suele tener mucha sed, especialmente en situaciones agudas. Esto, junto con el miedo a la muerte, puede confundirlo con Arsenicum. Hay no obstante, un importante rasgo diferencial; los pacientes Cannabis siempre quieren descansar y se sienten mejor acostados. Por lo que yo he observado, esto es realmente un síntoma de tipo mental. Mentalmente llegan a la conclusión de que están mejor acostados, y eso es lo que hacen. Si se les fuerza a dar un paseo, especialmente al aire libre, se sienten mejor. Sin embargo, se debe procurar no sobreesforzarlos, ya que esto empeora todos los síntomas Cannabis.

El paciente Cannabis de tipo intelectual tiene unos deseos sexuales muy fuertes. Al mantener tanto control parece que su energía se concentra en la esfera sexual. Tan fuerte es el deseo, que si no tiene pareja disponible en el momento, recurrirá a la masturbación. No tiene una preferencia particular en cuanto a la pareja, sólo quiere una satisfacción rápida. En consecuencia es susceptible a la gonorrea. Cannabis es uno de los remedios posibles para la gonorrea aguda, aunque su secreción amarilla, espesa, no tiene valor en la prescripción por ser habitual en esta enfermedad; lo que debe estar presente es el cuadro mental característico de este remedio.

Cannabis indica tiene diversos síntomas urinarios (es a menudo indicado en infecciones de vejiga, uretra y riñones). También está indicado en las fases precoces de algunos estados neurológicos, caracterizados por debilidad y adormecimiento de extremidades —previos al estado de verdadera parálisis o diagnóstico clínico de certeza.

Probablemente, Cannabis indica sea útil en pacientes que han tenido el llamado «mal viaje», que ha dejado un efecto duradero en la mente. Esto sería válido para una mala experiencia con hashish mismo, LSD, mescalina, heroína u otras. Puede utilizarse también en personas cuyo organismo se ha visto muy afectado, con estado mental embotado, confuso, disperso, después de consumir muchas de estas drogas durante un período de años. Si el estado mental se ha deteriorado severamente, el primer remedio a considerar sería Phosphoricum acidum, aunque también podrían estar indicados Cannabis indica y Agnus castus.

Capsicum annuum

— Más frecuente en hombres que en mujeres.
— Dos fases —que tienen características comunes y opuestas.
— Tipología obesa, fofa, rubefacción facial y especialmente en la nariz. Nariz y cara de borracho (similar a Aesculus). La flacidez es característica —muy grueso, siente su estómago como un saco sin fibra, el menor alimento le hincha, puede engordar 10 kg. en una semana (puede confundirse con Kali bich).
— Poca vitalidad, se cansa con facilidad, sensible al frío, engorda fácilmente (Calc. carb. —también tiene facilidad de engordar y aumento del apetito, siendo fácil confundirlos—; Ferrum met: pálido con mejillas rojas).
— Muy susceptible, se siente fácilmente ofendido, inseguro sin las relaciones sociales, no es reservado como Natrum mur., intenta ser más sociable para disimular la inseguridad.
— NOSTALGIA —las emociones vuelven a acontecimientos pasados con tal fuerza, que dominan toda la persona y tiene la sensación de que va a morir (no puede soportarlo). Vive totalmente en el pasado.
— Si está fuera de casa tiene que regresar.
— Sensación de culpabilidad, miedo a la policía aunque no haya hecho nada (Nat. carb., Merc.).
— Cuando llega al punto en que no puede tolerar las emociones

pasadas, se desconecta completamente, y «no puede» o no quiere recordar, no quedan sentimientos. Esto no es como la indiferencia de Phosphoricum acidum o como la sensación sin vida de Carbo veg.
— Tremenda sensación de ansiedad siempre presente (oculta). Debe hacer algo, pero tiene la mente embotada y esto le produce ansiedad porque no puede cumplir lo que tiene que hacer.
— Se siente expuesto a las ofensas de otros.

Sueño: cansado, cae dormido inmediatamente. Despierta a las tres horas dominado por ansiedad e inseguridad. Permanece despierto dos horas y se duerme de nuevo hasta el final de la mañana.

En la segunda fase:

— Deseo de estimulantes —café, cerveza, whisky, pimienta, sal—, pero no los anhela.
— Puede ser irritable y torpe pero desea seguridad.
— Perezoso, intenta hacer las cosas lo mejor posible con el mínimo esfuerzo.
— Permanece en la cama en una posición inusual, para dormir, sobre la espalda, con la rodilla derecha levantada.
— Úlceras, hemorroides, palpitaciones, ansiedad, depresión.
— No tienen miedo a la muerte.
— Remedio usualmente prescrito tras fallar otros (Cal., Nux.).
— El organismo es perezoso, difícil de estimular.
— Torpe (no tanto como Apis, Bovista).
— Miedo de ser criticado.
— Nostalgia con mejillas rojas.
— En niños, gran obstinación y capricho (Cham., Cina).
— Sensible al ruido durante el escalofrío.
— Sensación de cabeza agrandada.
— Dolor en la cabeza durante la tos.

— Severa mastoiditis con dolor ardiente.
— Falta de reflejos.
— La ansiedad no se ve fácilmente (opuesto a Helleborus).
— Añadir al *Repertorio* en «Desea pimienta».

Oído: Mastoiditis severa y sensación quemante. La audición se agudiza durante el escalofrío.

Boca: Úlceras, quemazón, encías inflamadas.

Tos: Olor ofensivo al toser, incluso para el mismo paciente.

Garganta: Roja. Ronquera por sobre uso de la voz.

— El café les provoca náuseas (pero aun así lo desean).
— Sensación de sed antes del escalofrío. Sed después de defecar.

Vejiga: Dolor durante la tos. Usado en las gonorreas con exudaciones cremosas.

— Sensación de aire frío en el recto.

Genitales: Frío por la mañana al despertar.

— Insomnio por nostalgia.

Generales: > emoción, calor.
            < frío, estimulantes.

N.B. Capsicum despierta tres horas después de acostarse cualquiera que sea la hora a la que se acueste, no a una hora específica como Kali bich.

Carbo vegetabilis

Carbo vegetabilis es un remedio bien descrito en nuestros libros. Especialmente en patología aguda es difícil equivocarse. Hay tres características primarias que constituyen la esencia de Carbo vegetabilis. La primera, es que hay una INDOLENCIA general del organismo, especialmente de la circulación pero, también de las emociones y de la mente. Ésta se asocia con frialdad, que afecta a todo el cuerpo —FRIALDAD del aliento, de la nariz, de la cara, de las extremidades—. Esta frialdad se acompaña no obstante de un fuerte DESEO DE SER ABANICADO.

Es frecuente que en Carbo vegetabilis la salud se vea afectada por el impacto de una enfermedad aguda (generalmente neumonía) o un accidente. La vitalidad global se ve disminuida desde que se produce un accidente; no siempre es Arnica el remedio adecuado para esta situación. Al estudiar uno de estos casos, podemos descubrir que apenas hay síntomas para prescribir cualquier otro remedio, pero sin embargo hay frialdad, debilidad e indiferencia emocional. Esto es suficiente para dar Carbo vegetabilis. Se dice en muchos libros que se debe prescribir Carbo vegetabilis después de una enfermedad o de un accidente, pero esto no ha de convertirse en rutina. Si el paciente es caluroso y tiene buena vitalidad pero sufre algún problema desde que experimentó un shock, no se debe dar Carbo vegetabilis. La indolencia que afecta al nivel físico también caracteriza el plano emocional.

Hay indiferencia; al paciente no le preocupa si vive o muere. Esta apatía es semejante a la de Phosphoricum acidum. Al paciente se le pueden dar buenas noticias pero es incapaz de alegrarse por ello. Incluso tras malas noticias dice: «No importa».

La indolencia se manifiesta en el nivel mental como EMBOTAMIENTO. La mente es lenta en comprender. El paciente no puede concentrarse, no puede realizar el trabajo habitual. Debido a que la mente no funciona adecuadamente, hay indecisión. Esta situación parece deberse a una insuficiente oxigenación cerebral. La circulación es lenta, de forma que no llega suficiente oxígeno al cerebro.

Es interesante saber que hay PERÍODOS de pérdida de memoria en Carbo vegetabilis. El paciente SÚBITAMENTE pierde la memoria por un tiempo, para recuperarla después de forma igualmente súbita. De nuevo, es como si la circulación estuviera temporalmente comprometida.

Carbo vegetabilis puede tener ideas fijas —ideas «arteriosclerotizadas»—. Una mujer puede leer en una revista que la mantequilla es mala para la salud y ella insiste sobre esta idea en forma inflexible. No puede haber excepciones a la regla. No cambiará su opinión. Es como si no hubiera suficiente vitalidad en el cerebro como para comprender otro punto de vista.

Carbo vegetabilis puede no afectar a los tres niveles en un individuo determinado. Es principalmente un remedio orgánico, con manifestaciones relativamente menores en niveles más profundos. En mi experiencia, es raro encontrar un paciente Carbo vegetabilis con una enfermedad mental.

A nivel físico, Carbo vegetabilis puede afectar cualquier sistema, pero sus acciones principales se muestran sobre la circulación venosa, el tracto digestivo y el sistema respiratorio. Cuando se afectan las vías respiratorias, lo hacen principalmente las vías BAJAS. Está indicado cuando el cuadro pulmonar ha progresado a un estado de deterioro avanzado. Pueden sufrir un empeoramiento súbito por una neumonía, o desarrollar un tipo particular de asma —que se agrava al acostarse y mejora con una ventilación enérgica.

La modalidad «agravación al acostarse» es fácil comprenderla en Carbo vegetabilis debido a la indolencia física. La sangre parece estancarse cuando el paciente permanece acostado. En esta situación, la cefalea se vuelve intolerable. La respiración parece detenerse, especialmente al caer dormido o durante el sueño. El paciente salta de la cama súbitamente, como Lachesis. Es como si el tono de su sistema venoso fuera insuficiente para equilibrar la circulación. Los mecanismos automáticos que ajustan la circulación a los cambios de posición son lentos.

La patología aguda de Carbo vegetabilis es inconfundible. Se puede estar tratando un caso de neumonía pero el progreso es lento. Súbitamente el paciente entra en colapso, con dificultad respiratoria, frialdad de extremidades, frialdad del aliento, frialdad de la lengua y frialdad de la nariz. La temperatura corporal baja. El color se torna de una palidez mortal, con cianosis en torno a los labios y en las puntas de los dedos. ¡El paciente parece un cadáver, y siente que la vida se le va! No teme a la muerte; en verdad, puede incluso desearla. Se siente tan indiferente que cree que no merece la pena continuar. Una vez que se ve este estado moribundo de aparición súbita, no se puede pasar por alto Carbo vegetabilis.

Otro ejemplo puede ser el de un paciente afecto de vómitos violentos. Le damos Chelidonium, Veratrum album o Arsenicum, pero súbitamente, el paciente empalidece con cianosis en áreas de escasa circulación, se cubre de sudor frío, la temperatura corporal baja y el aliento se le enfría. El paciente va a perder el conocimiento. Éste es un cuadro de Carbo vegetabilis y podemos ver una mejoría espectacular tras su administración.

Carbo vegetabilis se utiliza más a menudo como remedio agudo que como constitucional profundo, pero hay no obstante algunas indicaciones constitucionales. Está indicado a menudo en trastornos digestivos —distensión gástrica severa, úlcera péptica, gastritis, colitis—. La distensión puede ser muy grande y continua, con frecuentes eructos que alivian al paciente. Esta situación se agrava por comer en exceso en general y, en particular, por grasas o mantequilla. La distensión hace que el diafragma presione el corazón, produciendo síncopes de forma periódica. Este tipo de paciente puede comer un plato cuantioso y beber algo de vino, y entonces la presión del diafragma hace que el paciente se desmaye incluso en la mesa.

Aun cuando la distensión es causada a menudo por comer en exceso, no debe pensarse que el paciente Carbo vegetabilis es obeso. Puede serlo, pero el aspecto más habitual es el de un paciente delgado.

Carbo vegetabilis puede estar indicado en gente mayor con úlceras indoloras. Tienen úlceras que no curan y que pueden degenerar en gangrena. Otros remedios que pueden tener esto son Lachesis, Hepar sulphur, Calcarea carbonica y Carbo animalis, pero Carbo vegetabilis se adapta en particular a los muy ancianos —aquellos por ejemplo de más de ochenta años— que están fríos, hinchados y que no toleran las grasas.

Además de la intolerancia a la grasa, Carbo vegetabilis no tolera el alcohol. Puede no producirle necesariamente una reacción fuerte, sólo lo suficiente para que el paciente la note. Incluso tras un trago de alcohol puede encendérsele la cara o empalidecer, pero el paciente se siente débil interiormente.

El deseo de ser abanicado es un llamativo síntoma clave característico de Carbo vegetabilis. Se manifiesta en particular durante los estados agudos —en un colapso o durante un estado disneico—. Carbo vegetabilis no desea simplemente aire fresco, quiere un fuerte viento en la cara. Incluso puede referir que si al viajar en coche le cuesta respirar, saca la cabeza fuera de la ventanilla. Si alguien abanica a un paciente Carbo vegetabilis, la ventilación debe ser muy rápida y enérgica. Es como si el paciente intentara inyectar oxígeno en el organismo.

La comparación de los remedios que desean aire fresco o ventilación supone un excelente estudio de individualización homeopática. Al tomar los casos y repertorizar la totalidad de síntomas, es fácil caer en la trampa de simplemente emparejar datos. Sin embargo, incluso con cada rúbrica particular, se necesita conocer precisamente qué estado individualiza un remedio (paciente) de otro. Arsenicum, por ejemplo, es un remedio frío que desea aire fresco; Arsenicum no quiere exponer el cuerpo en absoluto, pero la cabeza se alivia por aire fresco. Incluso entonces, Arsenicum nunca quiere que le dé en la cara un viento fuerte, como Carbo vegetabilis. Por supuesto, los remedios calurosos como Pulsatilla se agravan a menudo en habitaciones cargadas y calientes, necesitando aire fresco, pero en Pulsatilla es una simple necesidad de refrescarse. Apis es un remedio caluroso que quiere ser abanicado, pero se contenta con una ventilación suave. El remedio más caluroso de todos, Secale, necesita ser abanicado muy enérgicamente, no tanto por la necesidad de oxígeno como por la necesidad de aliviar el calor interno.

La situación opuesta, «agravación por el viento», es también ilustrativa de la necesidad de individualización. Muchos remedios tienen aversión al viento, pero ¿por qué razón específica? Lycopodium, por supuesto, disfruta estando fuera al aire fresco, pero se siente mal expuesto directamente al viento. Nux vomica puede agravarse incluso estando dentro cuando en el exterior sopla el viento, siendo ésta una agravación específica del estado mental. Rhododendron se agrava también cuando el viento sopla fuera, pero es debido a los cambios electromagnéticos en la atmósfera, que despiertan todos los trastornos físicos de Rhododendron —siente los nervios de punta, rigidez muscular, puede volverse irritable como Nux, pero por los dolores.

Como se dijo antes, Carbo vegetabilis no tolera las grasas y la mantequilla. Característicamente hay fuerte deseo por lo salado y menos por los dulces y por el café.

Carbo vegetabilis afecta al nivel físico más intensamente, pero puede afectar el nivel emocional en cierto grado. Hay algunas ansiedades o miedos de cierta intensidad. No hay miedo a la muerte, lo cual ayuda a diferenciarlo de Arsenicum o Phosphorus. Puede tener cierta ansiedad por la salud, especialmente al cerrar los ojos de noche en la cama, pero no tan significativa como otros remedios. Curiosamente, Carbo vegetabilis no teme la oscuridad, pero se AGRAVA por ella. Carbo vegetabilis puede tener miedo a los fantasmas, como Lycopodium. De la misma manera que Carbo vegetabilis puede enfermar a partir de un shock o accidente, tiene también un temor característico a los accidentes.

Carbo vegetabilis es complementario de Arsenicum y Phosphorus. Pacientes que han respondido a estos remedios experimentan gran alivio de sus ansiedades, pero entonces la enfermedad se localiza en el tracto digestivo y causa distensión severa. Se olvidan por completo de sus viejos miedos y ansiedades y fijan su atención solamente en la distensión. Es una situación en la que probablemente Carbo vegetabilis irá bien.

Lycopodium puede ser fácilmente confundido con Carbo vegetabilis. Ambos experimentan gran distensión y eructos, pero Carbo vegetabilis se alivia más fácilmente con los eructos que Lycopodium. Lycopodium no es tan severamente friolero como Carbo vegetabilis. Carbo vegetabilis tiene un fuerte deseo por lo salado y menos por los dulces; en Lycopodium sucede lo contrario. Puede ayudar la posición al dormir; Carbo vegetabilis necesita dormir incorporado, mientras que Lycopodium prefiere dormir sobre el lado derecho. Como ya se mencionó, Lycopodium se beneficia del aire fresco, pero se agrava con el viento directo. Finalmente, Carbo vegetabilis no experimenta la fuerte agravación matinal que se ve en Lycopodium.

Causticum hannemanni

La idea principal que impregna a Causticum es PARÁLISIS GRADUAL consecutiva a una fase inicial de excesiva hipersensibilidad e hiperreactividad. Este concepto se extiende a todos los niveles de la existencia de Causticum —mental, emocional y físico—. En general, el punto principal donde se manifiesta la patología Causticum es el sistema nervioso central y periférico.

A partir de esta esencia, es fácil imaginar el tipo de gente en la que se manifiesta la sintomatología de Causticum; gente sensible, fácilmente excitable, rápida en reaccionar; estas personas captan todas las impresiones del entorno, respondiendo con hiperactividad e hiperreactividad, en especial en las funciones relacionadas con el sistema nervioso.

Las personas Causticum poseen un fuerte sentido de la justicia social, que en particular se manifiesta como una intolerancia a toda clase de autoridad. Es interesante a este respecto contrastar Causticum con Staphysagria, que son complementarios entre sí. Staphysagria acepta la autoridad hasta un grado extremo; no será capaz de enfrentarse a nadie, ni incluso para reivindicar sus propios derechos. Causticum es exactamente lo contrario. No tolerará nada que le oprima a él o a otros. Incluso en las primeras fases, antes del desarrollo de patología florida, se puede detectar la tendencia Causticum en una persona por esta excesiva susceptibilidad a las influencias opresoras, combinada con un exceso de excitabilidad del sistema nervioso central. Una vez que la salud de la persona ha entrado en un grado más patológico, esta tendencia se exagera hasta el punto en que el paciente sería quizá mejor descrito como anarquista. Estas personas son fácil y profundamente heridas, porque la injusticia y la opresión pueden hallarse casi en cualquier circunstancia de la vida. Son anarquistas de tipo idealista; muy sinceros y fervientes, y por tanto vulnerables.

Cuando estas personas han pasado por muchas decepciones, penas y contrariedades, el estado inicial de hiperreactividad se vuelve hacia dentro. Si antes el paciente era extrovertido, un activista revolucionario, ahora estas energías se enfocan hacia dentro.

Es como si estuviera lleno de calambres por dentro, haciendo que se encierre en sí mismo, y la patología resultante gradualmente debilita los niveles mental, emocional y físico. Al principio, quiere destruir el mundo exterior porque no es como debiera ser. Con el tiempo, sin embargo, se encuentra bloqueado por una disminución de los reflejos del sistema nervioso, con los tendones endurecidos y acortados y un estado general de inflexibilidad.

Durante todo esto este proceso la principal característica de Causticum es la de GRADUALIDAD. No es un estado que aparece súbitamente. La inversión de un estado inicial de hiperreactividad a un estado de parálisis calambroide, lleva mucho tiempo.

En general, en el sistema nervioso, músculos y tejido conectivo es donde se manifiestan los síntomas en primer lugar. Causticum es un remedio importante a considerar en pacientes afectos de ataxia locomotora, miopatía, esclerosis múltiple o miastenia de instauración gradual; un rasgo muy característico de Causticum es la parálisis de zonas u órganos a nivel LOCAL. Puede ser parálisis facial, parálisis o disfunción del esófago, caída incontrolada de los párpados superiores, tartamudez por disfunción lingual, mordedura de las mejillas mientras habla o mastica, disfunción muscular del esfínter vesical y parálisis de las extremidades.

La vulnerabilidad del sistema nervioso también se manifiesta de otra forma. Si un paciente Causticum suprime una erupción cutánea con una pomada potente, por ejemplo de zinc o corticoides, la patología se manifiesta entonces de forma directa en el sistema nervioso, y a menudo puede afectar a niveles mentales o emocionales más profundos.

Gradualmente, la inversión de hiperactividad en estados hipoactivos alcanza los planos mental/emocional. Cada vez más a menudo tiene presentimientos de que algo terrible le va a suceder a él o a sus familiares. Poco a poco desarrolla otros miedos; temor a la oscuridad, temor de estar solo, especialmente de noche, y miedo a los perros.

Cuando estaba sano, las facultades mentales del paciente Causticum eran muy agudas. Mientras que una vez fue alguien muy intelectual, filosofando, analizando las cosas profundamente y con gran capacidad, ahora empieza a sentir que está perdiendo su capacidad mental y que va progresando lentamente hacia un estado de imbecilidad. Por supuesto, no es un tipo intenso de demencia; es un estadio pasivo. Sus facultades mentales se paralizan completamente en el estado final.

De nuevo es preciso recalcar que es una declinación gradual. Al principio, el paciente empieza a notar una disminución de las capacidades mentales, después viene el presentimiento de que algo malo le va a suceder a él o a otros, a continuación se empiezan a manifestar otros miedos, y finalmente se produce la evolución a un estado pasivo de imbecilidad.

Es bien sabido que Causticum es un remedio muy compasivo. Esta compasión puede no ser evidente en las primeras fases (de estimulación) pero el prescriptor puede detectar esta tendencia subyacente. La excesiva preocupación por las injusticias del mundo y la intolerancia hacia la autoridad son los signos precoces que MÁS ADELANTE se manifiestan como una gran compasión por el sufrimiento ajeno. Recuerdo, por ejemplo, una mujer de parto que no podía tolerar los llantos y gritos de otras mujeres en la misma situación. A pesar del hecho de que en la habitación hacía calor, tuvo que cerrar puertas y ventanas para no oír los sufrimientos de las otras mujeres.

En el nivel físico, Causticum tiene una variedad de síntomas muy característicos para orientar o confirmar una prescripción. La modalidad más característica es la AGRAVACIÓN POR EL TIEMPO FRÍO Y SECO. La exposición al aire frío y seco puede afectar inmediatamente al sistema nervioso, especialmente el periférico. La parálisis puede deberse a una exposición al frío, afectando a la musculatura facial o a las cuerdas vocales (afonía completa, especialmente por la mañana). En cambio, experimentan una peculiar mejoría de los dolores reumáticos en clima húmedo —incluso en frío húmedo—. Por otra parte, los dolores reumáticos se agravan notablemente por los BAÑOS en agua fría, mientras que BEBER agua fría mejora los dolores gástricos y especialmente la tos (aunque no tan espectacularmente como la mejoría por bebidas frías de la tos de Spongia).

Los dolores de Causticum son muy característicos. En el estado de parálisis, se producen característicos dolores fulgurantes similares a descargas eléctricas en el área afectada. Alumina y Arg. nit. son más comúnmente indicados para esta clase de dolores, pero no se debe olvidar Causticum. Por supuesto, hay toda clase de dolores calambroides y espasmos musculares en estos pacientes. Hay también convulsiones, corea, tortícolis y una peculiar clase de inquietud nerviosa en las piernas, especialmente mientras están en la cama.

Otro tipo de dolor Causticum es una sensación de DESOLLADURA, «como una herida abierta». Esto es más característico durante una bronquitis. El paciente sufre de una tos intensa acompañada de un dolor «en carne viva» en el tórax, que provoca que se lo aguante al toser. Causticum tiene deseo por la sal y le disgustan los dulces. Es uno de los pocos remedios que presenta esta combinación. Tiene también un deseo peculiar por la carne ahumada (junto con Tuberculinum, Kreosotum y Calc. phos.).

Los síntomas cutáneos más característicos hallados en Causticum son las verrugas, en particular en la cara y en los dedos de las manos, cerca de las uñas. Causticum debería ser tenido en cuenta siempre que aparezcan verrugas en estas localizaciones, junto con Thuja y Lac caninum. La aparición de fisuras en zonas intertriginosas y en el ano, también son conocidas en Causticum. Asimismo, se producen erupciones típicamente Causticum en torno a la nariz, dentro y fuera de las fosas nasales y en la punta de la nariz (si hay una erupción en la punta de la nariz habrá que recordar también a Aethusa).

Causticum es un remedio que no debe olvidarse ante una fiebre del heno cuando hay picor dentro y fuera de las fosas nasales, cuando se producen estornudos al despertar por la mañana, y una descarga espesa cae por las mucosas postnasales. En la fiebre del heno, uno de los síntomas más característicos de Causticum es la obstrucción nasal acostado, especialmente si es de noche.

Debido a que el moco es muy viscoso, el paciente tiene la sensación de que se le ha pegado en la tráquea y no puede sacarlo incluso tosiendo continuamente. Esto es parecido a Medorrhinum que, sin embargo, tiene la sensación de moco pegado en la misma tráquea, pero más arriba.

La tos de Causticum es típicamente una tos hueca, profunda, de gran fuerza. No sorprende por tanto que habitualmente se acompañe de pérdida de orina. En CAUSTICUM SE PRODUCIRÁ PÉRDIDA DE ORINA CON CUALQUIER presión de la vejiga urinaria, sea ésta por estornudar, reír o toser.

Cuando se afecta la inervación de la vejiga, puede haber retención urinaria o pérdida involuntaria de orina. Si se afectan los músculos de vaciado, la orina queda retenida pudiendo producirse una gran dilatación de la pared vesical. Kent refiere una memorable descripción de esta circunstancia: «Una mujer muy turbada debido a que tenía que pasar por delante de un grupo de hombres que la observaban para poder llegar hasta el lavabo al final de un vagón de tren, encuentra que al final del viaje es incapaz de orinar». Retención de orina por forzar los músculos de la vejiga. Si el paciente se enfría en ese momento, el remedio puede ser Rhus. Rhus y Causticum son dos grandes remedios para la debilidad paralítica de músculos que han sido sobreesforzados, o que además se han enfriado.

Por otra parte, puede haber una pérdida de sensibilidad en la uretra, que hace que el paciente pierda orina involuntariamente sin darse cuenta de ello. Por ello Causticum es uno de los principales remedios para la enuresis de la infancia.

Conforme todo el organismo declina gradualmente en un estado paralítico, puede haber disminución del deseo y placer sexual. Causticum es uno de los principales remedios para la frigidez en las mujeres —junto a otros, por supuesto, como Sepia, Graphites, Natrum mur., etc.

Resumiendo, Causticum se caracteriza por cambios graduales, empezando con una hiperreactividad inicial, gran susceptibilidad ante las injusticias y ante la autoridad, y anarquía; esto progresa a parálisis del sistema neuromuscular, miedos y presentimientos y, finalmente, una imbecilidad pasiva. El objetivo principal de la patología es el sistema nervioso, que muestra parálisis asociada a fases iniciales de calambres y sacudidas, con dolores como descargas eléctricas en la parte afectada. Síntomas característicos confirmatorios incluyen: agravación por frío seco, deseo de sal y carne ahumada, aversión por dulces, verrugas en cara y dedos, retención o pérdida de orina y tos profunda, hueca, con moco viscoso en la tráquea inferior.

Chelidonium majus

En mi experiencia, Chelidonium es muy similar a Lycopodium en su imagen constitucional. Puede resultar difícil diferenciarlos, especialmente al considerar toda la persona.

En mi observación, los pacientes Chelidonium son individuos ENÉRGICOS. Parecen tener la necesidad de dominar a otros. Son muy obstinados y quieren imponer sus opiniones a los demás, incluso con las mejores intenciones. Tienen un sentido definido de lo que es correcto y erróneo incluso en áreas fuera de su experiencia. Están prestos a dar consejo, y se sienten ofendidos si sus opiniones no se tienen en cuenta. En este sentido, Chelidonium es similar a Dulcamara.

Este aspecto dictatorial de Chelidonium recuerda a Lycopodium, pero hay una diferencia fundamental. Lycopodium es esencialmente un cobarde y por tanto limita su dominio a quienes puede controlar —subordinados, niños, etc.—. Chelidonium no es cobarde y no cambia su comportamiento según sea su interlocutor. Impondrá sus opiniones a los superiores con tanta diligencia como a los subordinados. Chelidonium carece del pacifismo visto en la mayoría de los otros remedios hepáticos. Tal paciente no dudará en luchar por sus derechos u opiniones.

En cierto sentido, los pacientes Chelidonium se preocupan de los demás, pero no es una ansiedad por los otros que surja de una sensibilidad humanitaria. Es más un sentimiento de culpabilidad. Harán grandes sacrificios por alguien, pero al mismo tiempo no dudarán en hacer observaciones críticas en presencia de la misma persona, y si esa persona no sigue su consejo, al principio se sienten ofendidos y después pierden rápidamente el interés por ella. Su orientación es más hacia «mandar hacer algo» que realmente comprender y servir las necesidades del otro.

Parece que hay una especie de profunda inseguridad que lleva a los pacientes Chelidonium a ayudar y dominar a otros. Son gente de fuerte voluntad, y parecen obtener un sentido de seguridad y satisfacción al conseguir que otros cumplan sus órdenes.

En particular, los pacientes Chelidonium desarrollan un fuerte apego por una persona concreta —el marido o la esposa, por ejemplo—. Tienen entonces considerable ansiedad sobre el bienestar de esa persona en particular. Es en este aspecto que Chelidonium debería añadirse a la rúbrica «Ansiedad por otros». Aun así, una mujer Chelidonium, por ejemplo, sumamente apegada a su marido, no dudará en dominarle. Puede ser tan enérgica en su personalidad que su marido simplemente se calla y deja que sea ella quien hable.

Los pacientes Chelidonium son realistas. Son muy prosaicos y prácticos. Con seguridad, no son intelectuales; incluso pueden ser antiintelectuales. Siempre que sea posible tienden a evitar trabajo intelectual, problemas matemáticos, abstracciones, etc. Nunca «perderán» el tiempo analizando sus emociones, explicando situaciones, interpretando comportamientos, etc. Se podría incluso describir a los pacientes Chelidonium como mentalmente indolentes —apáticos y perezosos.

Los pacientes Chelidonium no son fácilmente dominados por sus emociones. En absoluto son sentimentales. No expresan fácilmente afecto. Sin embargo, esperan de los demás delicadeza y afecto hacia ellos.

En el plano emocional, los pacientes Chelidonium pueden tener ansiedades —ansiedades por alguien a quien están apegados—, y también ansiedad por su propia salud. Esta ansiedad por la salud puede no ser tan fuerte como en otros remedios, pero está claramente presente. En Chelidonium ésta es una ansiedad realista. Estos pacientes se harán reconocer por los médicos más cualificados; después, si hay algún pequeño problema se vuelven ansiosos y quieren que se haga en seguida algo práctico y tangible. Además, tienden a ser desconfiados de lo que se está haciendo. Si el médico diagnostica colitis, el paciente Chelidonium no estará satisfecho. Pregunta: «¿Está usted seguro? ¿No podría ser el hígado o el bazo? ¿Ha considerado todas las posibilidades?». Su ansiedad le lleva a considerar todos los aspectos.

Los pacientes Chelidonium pueden experimentar también profundas depresiones, pero sólo brevemente y sobre asuntos relativamente menores. Una mujer Chelidonium puede ser muy exigente con su marido, y cuando él no responde exactamente en la forma que ella quiere, queda meditabunda y cae en profunda depresión. Pero al día siguiente ya está bien hasta la próxima pequeña decepción.

Por supuesto, Chelidonium es predominante un remedio hepático. Un paciente que durante algún tiempo ha estado sufriendo la sintomatología Chelidonium tendrá un tinte amarillento sucio de la piel, o incluso un tono cobrizo.

Como otros remedios hepáticos, los síntomas de Chelidonium se agravan característicamente por la mañana. Hay sueño no reparador. También tiene Chelidonium un tiempo específico de agravación a las cuatro de la mañana, en particular neuralgias y cefaleas. Ésta es una peculiaridad interesante ya que Lycopodium tiene agravación a las cuatro de la tarde. Chelidonium no está específicamente peor por la tarde, pero tanto Chelidonium como Lycopodium se sienten mejor al anochecer —después de las ocho o así.

Generalmente, los pacientes Chelidonium se agravan por frío, excepto las cefaleas, sinusitis y neuralgias, que mejoran por frío. Chelidonium está característicamente peor por cambios de clima, incluso de frío a cálido. Sabido es que se agrava en general por clima húmedo, pero no creo que sea ésta una modalidad marcada; he visto varios pacientes Chelidonium capaces de vivir cerca del mar con poca dificultad.

Chelidonium es marcadamente un remedio de lateralidad derecha. Especialmente durante la hepatitis, tiene un dolor característico en hipocondrio que se extiende al ángulo inferior de la escápula. En casos agudos, este síntoma es prácticamente una necesidad para prescribir Chelidonium. Chelidonium no mejora acostado sobre el lado doloroso.

Chelidonium tiene dolores artríticos secundarios a enfermedad hepática. Afectan típicamente el hombro derecho y ambas rodillas (con cierta preferencia por la rodilla derecha). Los dolores de rodilla se agravan marcadamente al andar. Chelidonium es uno de los primeros remedios a considerar en dolor de rodillas agravado al andar. Chelidonium tiene una característica que yo no he visto suficientemente resaltada en los libros. Tiene fuerte deseo de leche y productos lácteos, especialmente queso; puede tener deseo o aversión al queso, pero rara vez es indiferente. Además, Chelidonium desea bebida y comida calientes —y mejora con ellas.

Chelidonium desarrolla lentamente su patología, y es lento en responder una vez administrado el remedio. No hay que apresurarse a cambiar de remedio si la respuesta tras un mes no es marcada (en un caso crónico). Aparte de la lentitud de respuesta, los pacientes Chelidonium son reacios a referir cualquier mejoría. Nunca están satisfechos hasta que ven resultados tangibles, objetivos, incontrovertibles. Incluso si el remedio produjera un cambio milagroso, el paciente no lo admitirá hasta transcurrido un año o así de mejoría. Incluso entonces puede desconfiar. El dirá: «Usted dice que estoy mejor, pero los demás doctores dicen que mi hígado no volverá a ser normal. ¿Cómo puede ser posible lo que usted dice?». Puede insistir en hacerse pruebas funcionales hepáticas en la esperanza de que los resultados demuestren que el hígado está aún afectado —a pesar de la mejoría.

Desde luego, la diferenciación entre Lycopodium y Chelidonium puede ser un problema en un caso particular. Generalmente, Chelidonium es mucho más enérgico y carece de reservas al expresar sus opiniones dominantes; Lycopodium es más tímido y cobarde, limitando su dominación a los subordinados. Ambos tienen ansiedad por la salud, que es menos intensa, más realista y práctica en Chelidonium. Ambos remedios son del lado derecho, pero el dolor Chelidonium se irradia más característicamente al ángulo inferior de la escápula. Lycopodium tiende a acostarse sobre su lado derecho, mientras que Chelidonium no mejora en esta posición y tenderá a hacerlo sobre el izquierdo. Ambos tienen hinchazón y distensión, pero Chelidonium no tan intensa como Lycopodium. Lycopodium tiene mucho más deseo de dulces que Chelidonium. Lycopodium generalmente es indiferente hacia el queso; Chelidonium o fuerte deseo o fuerte aversión. Ambos desean bebida y comida calientes y mejoran con ellas. Ninguno se siente bien al despertar, pero Chelidonium tiene agravación específica a las cuatro de la mañana. Chelidonium no comparte la específica agravación de Lycopodium a las cuatro de la tarde, aunque ambos remedios mejoran al anochecer.

El diagnóstico diferencial entre Chelidonium y Lycopodium es un ejemplo perfecto de la necesidad de subrayar al registrar los casos. Las diferencias, más que blanco o negro, se basan sobre todo en matices de intensidad. Puede resultar imposible decidir basándose en un caso escrito sin ningún subrayado que comunique la intensidad de los síntomas, tal como los describe el paciente. La homeopatía es una ciencia basada en finos matices diferenciales entre un remedio y otro. Quizá en ningún otro sitio es este hecho tan evidente como al comparar Chelidonium y Lycopodium.

Dulcamara

Este capítulo se centrará sobre todo en el estado mental y emocional de Dulcamara, ya que los síntomas físicos están adecuadamente descritos en otras Materias Médicas. Este material debería ser considerado como provisional, al proceder de mis propias observaciones y deducciones basadas principalmente en investigaciones exhaustivas de dos casos en particular que ilustran la esencia del remedio. Coincidió que ambas pacientes fueron mujeres, pero esto no implica que Dulcamara sea un remedio femenino. Es interesante señalar que, como cabría esperar por las patogenesias, yo había prescrito remedios como Calc. carb., Rhus tox. y Kali carb. antes de decidirme por Dulcamara. Sólo mediante el cuidadoso examen de estos ejemplos en nuestra práctica podemos empezar a trazar el cuadro de la verdadera esencia de un remedio.

En ambos casos, eran mujeres con una personalidad muy fuerte y una voluntad enérgica. Eran DOMINANTES y POSESIVAS en su relación con los demás, en especial con los más cercanos a ellas. Las pacientes Dulcamara son muy obstinadas, insisten en su propio punto de vista y se sienten menospreciadas cuando los demás no les muestran la gratitud que esperan.

La típica paciente Dulcamara marca un territorio, una esfera de influencia —habitualmente en su propia familia, pero posiblemente también entre vecinos y amigos—. Dentro de esta esfera de influencia, intenta dominar a los otros con una fuerte voluntad y con enérgicas opiniones acerca de las cosas. Vive a través de los demás, intentando gobernar y controlar sus vidas.

Sin embargo, fuera de su propio círculo desconfía de los demás. Está en guardia. Llega a estar tan absorta en su propio estado que sólo encuentra defectos a los demás. Supone que no será comprendida, que sus sentimientos y conducta serán malinterpretados. Durante la entrevista inicial está muy cerrada, sólo dispuesta a hablar acerca de síntomas concretos —sus resfriados frecuentes, su fiebre del heno o sus dolores articulares—. No está dispuesta a revelar más de sí misma hasta que se asegura que el prescriptor la comprende y valora a su entera satisfacción. Una paciente cambió incluso de médico porque estaba convencida de que no la comprendía. Éste no hizo nada concreto que la ofendiera, pero ella aseguró que nunca volvería a visitarlo. Comentó: «Es una persona agradable, pero no me comprende», simplemente porque el médico no fue capaz de respaldar con suficiente fuerza las opiniones de ella.

Este tipo de paciente insiste mucho en su propio punto de vista. Siempre tiene razón, y espera que los demás se la reconozcan. Durante la entrevista, como es habitual, escuchas en silencio y con amabilidad lo que ella dice; no respondes, simplemente escribes los síntomas con detalle tal como ella te los da. Sin embargo, necesita que le des crédito absoluto, de lo contrario puede sentirse menospreciada. Cuando empiezas a comprender esto, debes asegurarle que de verdad crees lo que está diciendo. Es muy desconfiada. Hace falta una buena dosis de confianza de tu parte para ganarte la suya y que así se abra y descubra su verdadero estado.

De la posesividad de la paciente Dulcamara, surge una gran ansiedad por los demás. Si su marido tiene que asistir a una importante reunión de trabajo, ella se siente impulsada a darle instrucciones detalladas sobre cómo comportarse, qué decir, etc. Esto no es simplemente un consejo de ayuda, como puede ofrecer Phosphorus. Dulcamara insiste en que sus opiniones sean seguidas, y se disgusta si no lo son. Insiste en que su hijo no se case, y si lo hace debe ser con la mujer de su elección. Es una entrometida. Asfixia a los demás mediante su dominación y posesividad.

El estado Dulcamara, como puede verse, es muy egocéntrico. Casi nunca pasa por su mente que los demás también tienen sus derechos y libertad de elección. Está muy apegada a la gente de su entorno, pidiéndoles que hagan exactamente lo que ELLA quiere.

En Dulcamara, la ansiedad por los demás es una ansiedad por la salud de sus familiares en particular. Esto puede llevarse al extremo de exagerar cosas sin importancia hasta límites desproporcionados con la realidad. Pequeños problemas parecen tan grandes que crean en ella una especie de locura. Este estado es similar a Calc. carb., pero si se investiga el significado de sus exageraciones se descubre que surgen fundamentalmente de su posesividad.

Durante la entrevista, por poner un ejemplo concreto, la paciente Dulcamara puede referir con energía y ansiedad que su marido tiene secreción nasal. Parece tan obsesionada por esto que deja a un lado sus propios problemas. Es difícil ver por qué semejante trivialidad significa tanto para ella, pero así es. Cosas pequeñas le producen tal angustia, tal profunda desesperación.

Otro ejemplo: el marido de una paciente Dulcamara puede tener muchas cosas en su mente y se va a trabajar sin decir adiós. Ella entonces queda pensativa sobre ello: «Le he dedicado toda mi vida; he cocinado para él, he lavado y planchado sus ropas, ¡y no me hace ni caso!». Por poner otro ejemplo, tras todas sus exhortaciones su hijo deja el hogar y se casa con una mujer que no es de su gusto. Ella se siente menospreciada y cae en profunda desesperación. Finalmente puede incluso tener pensamientos suicidas. Se dice a sí misma: «No quiero vivir más».

Considerando estas circunstancia, resulta difícil comprender su preocupación, así que preguntas: «¿Cuál es el problema? Usted tiene una buena familia, su marido le proporciona un hogar agradable, su hijo se ha casado con quien ama. ¿Dónde está el problema?». Ella siente que todos son desagradecidos. Intenta dominarlos y ellos van a su aire. Esto la hace sentirse —y parecer— muy «tensa». La TEN-

SIÓN es muy característica en Dulcamara, y se puede descubrir incluso que este estado ha llegado al extremo de producir hipertensión idiopática. Dulcamara es un excelente remedio para la hipertensión arterial en pacientes de este tipo.

Una vez que alguien abandona su círculo de influencia, la paciente Dulcamara puede continuar intentando demostrar que su perspectiva era la correcta desde el principio. Malévolamente, describe la terrible forma en que su hijo es tratado por su esposa: «Su mujer no cocina para él, no tiene la casa limpia. ¡Vive en una situación terrible!». Sin más elementos de juicio, te imaginas que vive en un tugurio. Pero si, por casualidad, visitas su hogar, inmediatamente ves cuánto ha exagerado la situación. Ves una casa bien cuidada, feliz, pero la paciente ha seleccionado pequeños defectos y los ha exagerado desmesuradamente sólo para demostrar que tenía razón.

El cuadro físico de Dulcamara está bien descrito en todos los libros. Los cambios de tiempo de calor a frío pueden desencadenar diarrea, dolores articulares o coriza. A veces es un remedio valioso en la fiebre del heno. Una característica importante es la severa cefalea que le aparece después de suprimir un catarro. También tiene erupciones en la cara, y si son suprimidas puede padecer una dolorosa neuralgia facial.

Cuando estudias al principio un caso Dulcamara, inmediatamente puedes pensar en Cale. carb. y efectivamente Dulcamara es muy similar en muchos aspectos. Los pacientes Dulcamara tienden a ser obesos. Son frioleros —particularmente se agravan con los cambios de calor a frío—. Pueden desear dulces. Durante años me esforcé en resolver esta cuestión especialmente cuando Calcarea no ayudaba mucho. No recuerdo cómo me vino Dulcamara a la cabeza, probablemente de la mano de algunos síntomas físicos relativamente menores. Sólo cuando vi a Dulcamara transformar espectacularmente algunos casos como éstos, empecé a discernir por fin los principios de su esencia. Tras tomar Dulcamara, estas pacientes se vuelven mucho más tranquilas, su tensión arterial se normaliza y pierden su extremada preocupación por sus familiares.

Kali carb. es otro remedio que viene fácilmente a la cabeza en tales casos. Es estricto, intolerante al frío y desea dulces. Sin embargo, Kali carb. es mucho más independiente que Dulcamara, no preocupándose tanto por los demás.

Arsenicum, por supuesto, es otro remedio a comparar. Tiene gran ansiedad por los demás y es friolero. Sin embargo Arsenicum tiene miedo de perder sus familiares debido a la dependencia. Necesita a los otros para proveerse de un sentimiento de seguridad. La ansiedad de Dulcamara es justo lo opuesto; surge de un sentido de posesividad, una necesidad de dominar. Además, Dulcamara es mucho más enérgica y resuelta que Arsenicum.

Fluoricum acidum

Cuadro constitucional:

— Principalmente es un remedio masculino.
— Materialista —un hombre de mundo.
— Disfruta la vida en toda su extensión —sin preocuparle el desarrollo espiritual, consciencia, disciplina, etc.
— Energía bruta —se expresa precozmente por un impulso hacia la relación sexual. A menudo comienza a los trece o catorce años y tiene que tener sexo cada día.
— Difícil de diagnosticar. Pueden presentar síntomas como: caída del pelo, insomnio o ansiedad fuera de su control. Las primeras prescripciones no hacen nada, después, al conocerles mejor, surge una imagen más definida.
— Relaciones precoces. Matrimonio precoz y de poca duración. Después cambio frecuente de relación, pero insatisfactorias. Bonitas novias; pero relaciones superficiales. No les preocupan las relaciones profundas.
— Insensible y agresivo. No es refinado, ni comprende la delicadeza.
— Desarrolla un sentimiento de superioridad que se evidencia por acciones que rebajan a los otros, v.g., hará que todas sus novias vistan camisas azules.

- Amable a otro nivel. Les gusta ayudar a otros materialmente —no entienden otra clase de ayuda.
- El mediodía es el mejor momento para el sexo, de una a dos de la tarde.
- Ningún contacto verdadero con los demás.
- Estimula su propio sentimiento de placer.
- No puede relacionarse con su esposa e hijos si no le complacen.
- Son muy sensibles al sufrimiento de otros —hará lo que sea para salvar la vida de un niño con cáncer. Esto se debe a que muy en su interior tiene ansiedad por su salud. (Tremendo miedo al cáncer pero como si lo conjurase ayudando a otros).
- Tremendo miedo al sufrimiento —hace amigos entre los médicos. Quiere disfrutar la vida y morir sin sufrir.

Segunda fase:

- Cuando ha agotado sus energías, su memoria está llena de sus logros sexuales.
- Puede tener orgasmo sin erección imaginando a una joven.
- Gran miedo al sufrimiento —han visto mucho sufrimiento.
- Al comienzo de la entrevista se muestra muy brusco —apresurado— se puede prescribir Nux inicialmente (o Sulph.). La ansiedad no se revela hasta más tarde.
- Cuando sufren lo toleran muy bien, pero temen que evolucione a algo, es decir, miedo al sufrimiento en el futuro.
- \> Aplicaciones frías, agua fría, ducha fría.
- < Aplicaciones calientes, bebidas calientes.
- Uñas deformadas.
- El pelo se enreda y cae.
- Epitelioma.
- Desarrolla laxitud, especialmente el sistema vascular.
- Venas varicosas.
- Prolapso rectal, uterino.

— Estreñimiento —ansioso por ello.
— Muy ansiosa cuando hay un retraso en la menstruación —miedo al cáncer.
— Hipertrofia prostática —micción frecuente.
— Cefalea si ignora el deseo de orinar.
— Frecuentes erecciones dolorosas durante la noche (Carcin., Staph).

Sueño: Cae dormido inmediatamente, despierta a las tres o cuatro horas con pensamientos sexuales y erecciones. Insomnio durante muchos años.

Graphites naturalis

La idea principal que viene a la mente en Graphites es ENDEBLEZ —embotamiento y pesadez en los tres niveles—. Es como si estos pacientes fueran «insensibles» o «encallecidos». Parecen tener una barrera que impide que los estímulos del mundo exterior les alcancen. Las impresiones externas no parecen afectarles, dando como resultado una endeblez de todos los sistemas.

En el aspecto físico, los pacientes Graphites tienen generalmente sobrepeso y son flácidos. A menudo tienen el pelo oscuro y el color de la piel suele ser terroso. El aspecto clínico tiene mucha similitud al visto en la enfermedad de Cushing. Graphites no es tan flácido como Calcarea; incluso pueden ser jornaleros de profesión. La piel Graphites no es tan blanca como en Calcarea; tiene la apariencia de mayor vitalidad. En general, la patología Graphites parece afectar más frecuentemente a obreros, aldeanos, camioneros, etc.

Graphites muestra una falta de sensibilidad a cualquier estímulo —corporal, emocional e intelectual—. Cualquier tipo de trabajo intelectual, analítico o científico resulta difícil para los pacientes Graphites. La mente está embotada, aletargada, lenta en recibir información. La endeblez aparece porque sólo algunas impresiones logran atravesar la conciencia del paciente. Durante la entrevista, esta situación se hace evidente en su comportamiento. Facilita poca información de sus síntomas voluntariamente y responde a las preguntas sólo de manera superficial. Al entrevistador le resulta difícil contactar realmente con el paciente. Es como si hubiera callos en su mente impidiendo que nada penetre.

Como cabría esperar por esta insensibilidad, los pacientes Graphites tienen mala memoria. Principalmente hay debilidad de la memoria inmediata —mala memoria para acontecimientos recientes de la vida cotidiana que no impresionan suficientemente el intelecto, de modo que no son claramente recordados—. Sin embargo, esto no afecta a la memoria de acontecimientos en un pasado remoto, anterior al inicio de la patología mental Graphites.

Con el tiempo, la mente se vacía. No es el clásico vacío mental visto en Phosphorus, que es más un vacío que surge de debilidad física. En Graphites, es vacío del pensamiento mismo. Es una ausencia de pensamientos. Sienten que nada sucede dentro. A veces, esto también puede describirse como una sensación de plenitud dentro de la cabeza que entorpece el pensamiento. Como la mayoría de las polaridades en homeopatía, cualquiera de ambos extremos puede aplicarse a Graphites.

Debido al embotamiento mental, hay también indecisión. Los pacientes Graphites no pueden tomar ni las decisiones más simples. Pueden ir a una tienda y dedicar mucho tiempo intentando decidir si el precio es bueno o no. Finalmente, como no pueden decidirlo, abandonan la tienda sin haber comprado nada.

Con el tiempo, los pacientes Graphites se hacen conscientes de que su mente no trabaja adecuadamente. Esta consciencia les lleva a diversas ansiedades. En particular, desarrollan miedo de que algo malo va a suceder. Son conscientes de que no comprenden todo lo que sucede, de modo que sienten que se les viene encima un desastre. No es tanto el miedo a la locura tan característico de Calcarea. Es más bien un temor a que una desgracia les llegue desde el mundo exterior.

Todos estos síntomas mentales y emocionales empeoran por la mañana —especialmente al despertar; la endeblez intelectual, las ansiedades, los temores, la indecisión y también los sufrimientos físicos—. No quieren hacer su trabajo, especialmente si implica esfuerzo intelectual. No obstante, al anochecer, las presiones del día desaparecen y se sienten aliviados. Al anochecer, pueden ser volverse más sensibles —incluso emocionalmente estimulados—. Sin embargo, a la mañana siguiente, reaparece el estado patológico.

Cuando los pacientes Graphites están tristes, el escuchar música les hace sentirse incluso más desdichados. No es como en los pacientes Natrum. mur., cuya sensibilidad es más refinada —romántica y sentimental— y se abandonan a sus depresiones escuchando música. En Graphites es una verdadera agravación. La música les hace sentirse desdichados, y lloran por autocompasión.

En el plano físico, la piel es el foco principal de la patología. Tal como vemos engrosamiento y esclerosis en niveles más profundos del organismo, hay engrosamientos en la piel. Graphites tiene tendencia prominente a formar queloides después de una herida o intervención quirúrgica. Recuerdo dos casos sumamente beneficiados con Graphites basados en estos indicios.

En forma semejante, las secreciones en Graphites son espesas y pegajosas. Tal como la mente es espesa, endurecida y difícil de penetrar, así son la piel y las secreciones.

Graphites es famoso para todo tipo de erupciones cutáneas. especialmente las más severas. Puede haber eccemas afectando todo el cuerpo, brotes herpéticos, erupciones descamativas, etc. Las áreas más frecuentemente afectadas son las fosas antecubital y poplítea, en torno a los márgenes del pelo y en las orejas. Puede haber agrietamiento de las áreas afectadas (especialmente en las orejas de los niños), y descarga de líquido amarillento, espeso, pegajoso —semejando suero— que es ofensiva. Estos síntomas de las erupciones cutáneas son muy característicos de Graphites.

Un síntoma clave de Graphites en el nivel físico es uñas quebradizas y deformes.

Graphites es un remedio que se afecta mucho por cualquier supresión de erupciones. Si para suprimir un eccema se usa cortisona u otra medicación, el paciente puede desarrollar asma, cefaleas o úlcera duodenal. El estómago es a menudo una localización particular de la patología. Hay calambre y ardor en el estómago que mejora inmediata y drásticamente comiendo. Esto, por supuesto, se ve comúnmente en pacientes ulcerosos, y por ello no puede ser considerado un síntoma guía marcado. Sin embargo, se lo verá asociado al resto de la sintomatología Graphites. El paciente siente un calambre en el estómago, y todo lo que quiere es acostarse, quedarse quieto y tener algo para comer.

Un aspecto peculiar de los pacientes Graphites es que, aunque su complexión es generalmente terrosa, enrojecen justo antes de experimentar un síntoma físico. La cara se ruboriza, y al remitir el rubor, tienen dolor de estómago o cefalea.

Una característica importante de Graphites es fotofobia, como lo es en los Natrums en general. El principal remedio de la fotofobia es Natrum sulph., pero Graphites es equiparable.

Otro síntoma físico notable es el adormecimiento de las extremidades. Graphites es el principal remedio para este síntoma en general. Puede afectar a brazos, manos, pies, dedos de las manos o de los pies; pero más frecuentemente afecta a los antebrazos. Generalmente, estos adormecimientos se asocian con calambres. Cuando el adormecimiento afecta a las PUNTAS de los dedos hay que pensar en Phosphorus.

Graphites presenta generalmente lateralidad izquierda y sensibilidad al frío. En concordancia con su general insensibilidad, la sensibilidad al no frío parece ser una intolerancia al tiempo húmedo o al cambio de tiempo. Más bien parece ser interna.

Los síntomas alimentarios son característicos en Graphites. Tiene aversión por la sal, dulces y pescado. Es el único remedio que tiene esta combinación. Respecto a la sal y dulces, es interesante compararlo con Arg. nit. que es justo lo opuesto. Arg. nit. desea dulces y sal, y es un remedio excitable con mucha energía, caluroso. Graphites, por otra parte, es friolero, endeble, con aversión a estas comidas. Además, Graphites tiene un fuerte deseo de pollo.

Como siempre, no se debe prescribir en base a los síntomas claves por sí mismos; deben encajar siempre en el cuadro general —la falta de contacto, la endeblez, el aspecto general.

Cuando se considera el cansancio, la obesidad, la frialdad, las afecciones glandulares y el enrojecimiento, será fácil confundir Graphites con Ferrum. Sin embargo, en Graphites los temores se presentan principalmente por la mañana y la insatisfacción, indecisión y temor de que una desgracia vaya a ocurrir ayudan a diferenciar a Graphites. Pulsatilla, a veces puede confundirse con Graphites porque la indecisión puede parecer una especie de variabilidad. Por supuesto, Pulsatilla es calurosa y se agrava al anochecer tras el crepúsculo. Muchos casos presentan un dilema entre Graphites, Ferrum y Pulsatilla. En tales situaciones, los parámetros diferenciadores son el efecto del aire libre, cuán rápido el paciente quiere pasear y los deseos y aversiones alimenticios.

Otro remedio similar a Graphites es Calcarea. Es friolero, obeso y fácilmente se agota por el trabajo mental. Graphites tiene una clara aversión al trabajo mental —una condición casi antiintelectual—. Calcarea, por otra parte, puede sufrir por trabajo mental pero seguirá esforzándose para acabar la tarea. Graphites es más robusto físicamente que Calcarea. Los pacientes Graphites pueden ser más rudos y toscos —como aldeanos, por ejemplo—, pudiendo hacer mucho trabajo físico.

En correlación con la endeblez de intelecto de Graphites, es interesante que tales pacientes no parecen degenerar en patología mental PROFUNDA. Pueden vivir hasta edad avanzada sin desequilibrio mental particular, APARTE DE LA ENDEBLEZ. Parece que no les afecta el tipo de profundas perturbaciones que encontramos en los entornos urbanos modernos e intelectualizados.

Gratiola officinalis

- Remedio femenino, que afecta principalmente el tracto gastrointestinal. Gastritis, úlcera duodenal, distensión, borborigmos.
- Sistema nervioso; hace a la persona nerviosamente débil. Insatisfacción, irritada (comparar Cham., Nux). Depresión. Tremenda excitabilidad sexual, ansía sexo pero no le satisface. Ninfomanía, después más cansada.
- Lateralidad izquierda. Ovaritis, neuralgia, cólico renal (puede confundirse con Platina).
- Una sensación de incapacidad —intenta disimularla.
- Sienten la cabeza pequeña (opuesto a Platina —los demás se vuelven más pequeños).
- Excitabilidad local de los genitales.
- Sensación de frío en el abdomen y el estómago.

Hepar sulphuris calcareum

Se podría resumir Hepar sulphuris en dos palabras: HIPERSENSIBLE y OFENSIVO. Los pacientes Hepar se presentan como si sus nervios estuvieran al límite, como si las terminaciones nerviosas estuvieran en carne viva, a flor de piel. En tal estado sienten como si fueran a romperse. No admiten la menor presión —física o psicológica— y si esto ocurre, se vuelven coléricos, groseros, crueles y ofensivos.

En la primera fase de la patología en Hepar, hay debilidad y sensibilidad generalizadas. Pueden irritarse por pequeñeces, pero aún es una situación controlable.

Después hay excitación nerviosa. Todo se hace de prisa. Habla de prisa, come de prisa, bebe de prisa, etc. El sistema nervioso entra en un estado de sobreexcitación. Este estado de apresuramiento es comparable en intensidad a Acidum sulphuricum.

Conforme la patología del sistema nervioso avanza, la hipersensibilidad se hace más evidente. Al principio, se manifiesta en la típica sensibilidad al frío de Hepar. Hepar se agrava por aire frío y seco, especialmente por vientos fríos y secos. El tiempo frío y húmedo, que molesta a la mayoría de la gente, no es tan malo para los pacientes de Hepar.

Una peculiaridad importante de Hepar es su sensibilidad a las superficies frías. Tocar esas superficies aunque sea solamente con la punta de los dedos, puede desencadenar una agravación general. Vemos de nuevo en este síntoma el concepto de terminaciones nerviosas expuestas, hipersensibles. Se produce una reacción INMEDIATA —tos o escalofrío—, sin demora. Incluso el sacar la mano o el pie por debajo de las sábanas puede acarrear estos síntomas.

Hepar sulphuris se agrava al aire libre, con cualquier clase de corriente, con vientos fríos y secos; todo esto es intolerable para los pacientes Hepar, ocasionándoles agravaciones generalizadas. Es por ello que se considera a Hepar uno de los mejores remedios para las fases avanzadas del resfriado común. No es prudente dar este remedio de acción profunda para un resfriado ordinario. Si se ha prescrito Aconito, Bryonia, Gelsemium, etc. y no obstante el resfriado se ha asentado profundamente en el organismo en forma de sinusitis o bronquitis crónica y en particular cuando la tos es un síntoma prominente, entonces puede considerarse Hepar. Debe ser considerado como remedio de tercer nivel para resfriados y gripes. Los pacientes Hepar tienen INTOLERANCIA AL SUFRIMIENTO en general. Dondequiera que haya un trastorno físico, se manifiesta en el plano mental como una intolerancia al sufrimiento o a la presión de cualquier clase. Todo su sistema nervioso está inquieto. Se vuelven coléricos, groseros, ofensivos. Pueden no ser capaces de hallar una razón real del porqué estallan en semejante cólera. Una mujer es grosera con su marido por la menor cosa, incluso sabiendo que no tienen importancia; aun así no puede controlarse. Un marido maldice a su mujer e hijos, culpándolos de su situación. Los pacientes Hepar ofenden a los demás por su propia intolerancia a las presiones, estrés o sufrimiento. Parecen hacer responsables a las otras personas de sus propios problemas.

Estos pacientes enferman si experimentan estrés. Por ejemplo, supongamos una mujer Hepar cuyo marido es incapaz de traer ningún dinero a casa. Ella vive continuamente apurada. No puede dormir. Está todo el tiempo ansiosa por pequeñeces. Cuando te ocupas del caso, sin embargo, es difícil dar con el remedio adecuado porque habla de forma rápida y excitada. Te da un centenar de síntomas minúsculos, pero no una imagen clara. Continuamente te suplica ayuda. Su sufrimiento es «tan grande, ¡usted DEBE ayudarme! Tengo tanto dolor, no puedo soportarlo más». Intentas hallar modalidades y síntomas característicos, pero todo lo que ella hace es quejarse y suplicar. Finalmente, lo que te sorprende es que haya tal sufrimiento por causas relativamente menores. Entonces das con Hepar.

La ofensividad, especialmente verbal, es la situación más característica de Hepar. Podemos, no obstante, encontrar una mujer sumisa completamente dominada por su marido. Al verse forzada a controlar sus expresiones verbales, sus sufrimientos corporales aumentan en proporción.

Otra consecuencia de controlar la cólera es el desarrollo de impulsos asesinos. Una mujer puede tener un fuerte deseo de matar a su hijo (como Sepia o Nux vomica) especialmente cuando coja un cuchillo afilado. Yo nunca he visto a un paciente llevar a cabo un acto así, pero el impulso puede ser muy fuerte. Sin embargo, un niño pequeño podría verdaderamente apuñalar a alguien en tal estado. Otro impulso que yo he visto en pacientes Hepar es el deseo de arrojar cosas al fuego.

Finalmente, al progresar la patología a una fase más profunda, se presenta la depresión. Piensan sobre las ofensas, los juramentos y los impulsos destructivos y se ven a sí mismos llenos de grandes debilidades. Aquí es donde empiezan a tener pensamientos suicidas. En Hepar sin embargo no es un verdadero deseo suicida —como en Aurum—. Es simple pensamiento suicida —más como Nitricum acidum—. Por supuesto, Hepar no tiene la ansiedad por la salud o el miedo a la muerte de Acidum nitricum y otros remedios. Es simplemente un cavilar sobre la idea del suicidio.

En el plano físico, hay algunos síntomas peculiares. Como ya se ha mencionado, se produce una agravación general por el contacto con una superficie metálica fría, o al sacar una parte del cuerpo fuera de las sábanas; incluso la corriente del aire acondicionado puede producir una agravación general. También los pacientes Hepar pueden tener una tendencia al llanto justo antes de toser; esto no es por anticipación del malestar, sino simplemente una tendencia al llanto. Están, por supuesto, los dolores como por astilla para los que es famoso Hepar, especialmente en la garganta; éste es un síntoma muy prominente. Finalmente, Hepar tiene deseo por los ácidos, especialmente por el vinagre (no por el limón).

Hepar es muy famoso para las supuraciones y descargas prolongadas. Esto señala su similitud con Calc. sulph., que es el sulfato de calcio, mientras que Hepar es el sulfuro. ¿Cómo se diferenciarán? Calc. sulph. y Hepar son ambos intolerantes al frío, pero Calc. sulph. no es tan severamente friolero como Hepar. Calc. sulph. se agrava más por el frío húmedo que por el frío seco, al contrario de Hepar. Además, Calc. sulph. no es tan excitable como Hepar. No obstante, incluso con estos rasgos, la diferenciación puede ser a menudo difícil.

Nux vomica puede ser comparado con Hepar. Ambos pueden ser muy irritables, violentos y ofensivos. Sin embargo, en general Nux vomica tiene más capacidad de autocontrol. Los pacientes Nux vomica no se quejan tan ruidosamente de sus sufrimientos.

Sepia puede, a veces, parecerse a Hepar, especialmente en el deseo de matar a sus hijos. Sin embargo, la personalidad Sepia no es tan nerviosa. Su mente está más embotada. Sepia representa una situación de estancamiento —un equilibrio de fuerzas opuestas—. Hepar representa un desequilibrio —un «salirse de sus casillas».

Hydrophobinum lyssinum

Usado por primera vez en un caso muy severo:

— Señora rica, demasiado enferma para venir al despacho.
— No podía ir más allá de su propio bloque de casas, incluso en su Rolls Royce.
— Agorafobia y claustrofobia.
— Ojos como de loca, brillantes, muy vivos y temerosos.
— Llegó sudando —gran ansiedad.
— Dijo que durante quince años no pudo salir de su casa.
— Si un coche paraba frente al suyo tenía una crisis tremenda y tenía que salir del coche y mandar a alguien a buscarlo.
— Miedo a que al tragar se le quede pegado algo en la garganta, un trozo de manzana se le atragantó una vez.

Le fueron prescritos una serie de remedios durante año y medio (al menos diez remedios), con una pequeña mejoría pero no duradera:

— Pensamiento acelerado. Muy alerta. Todos los sentidos agudizados.
— Cuando se acostumbró a venir, quería venir una vez por semana.
— Entonces un día dijo que dejó un grifo abierto e inmediatamente tuvo que ir a orinar.

Preguntada sobre si había sido mordida por un perro y si fue vacunada contra la rabia, respondió que sí, a los cinco años. Prescripción: Hydrophobinum.

— Le salió una erupción (+++) en los hombros, brazos y espalda.
— Sensación de que la lengua se hincha en la boca hasta provocar ahogo.
— Pensamientos de suicidio y de hacer algo violento.
— Depresión —se siente estúpida— incapaz de comprender nada. Otras veces: excesiva CONCIENCIA y EXCITACIÓN.
— Muy enérgica y ofensiva con los demás. Piensa que la gente la ofende.
— Muy crítica y regañosa.
— < Viendo agua, oyendo como corre el agua.
— Miedo a ahogarse incluso sin comer. Tiene que tener una botella de agua siempre cerca en caso de sensación de ahogo. Tiene que beber pequeños sorbos cuando siente ahogo. Puede desfallecer de ansiedad si no tiene agua cerca, aunque nunca la use.
— Se queja (+++) de padecer un gran sufrimiento.
— Miedo a la locura —piensa que realmente le sucederá.
— Miedo de estar sola —continuamente quiere a alguien cerca.
— Impresionable.
— Emocionalmente fría y dura, pero impresionable.
— Rápida mentalmente, alerta y consciente.
— Superficies brillantes <.
— Gran dificultad en tragar píldoras grandes.

Hyoscyamus niger

Comúnmente se piensa en este remedio para estados agudos, como Belladona y Acónito, pero tiene también una utilidad sumamente amplia en situaciones crónicas.

La manía en Hyoscyamus tiene muchas similitudes a la de otros remedios, pero es cualitativamente más pasiva. La persona no está tan activa, enérgica o violenta. Está más absorta en un estado interno, sentado y murmurando consigo mismo, o hablando con personas ausentes o fallecidas. Es el tipo de manía vista comúnmente en pacientes seniles —se sientan solos, murmurando sinsentidos, pellizcando sus vestidos, abstraídos de su entorno—. Por supuesto que si es presionado Hyoscyamus puede estallar violentamente como cualquiera de los otros remedios, lo que explica su inclusión en «Violento» en el *Repertorio*, con grado 3.

La perturbación básica de Hyoscyamus en todas sus fases, son los celos y la desconfianza. Los celos parecen motivar mucho su comportamiento, incluyendo los ocasionales estallidos de violencia. Esto puede empezar con celos sobre su esposa, o la desconfianza al pensar que en su trabajo todos hablan de él a su espalda. Esta impresión aumenta después para incluir a más y más gente, ampliando el círculo de desconfianza desde los íntimos y colegas, a conocidos y, eventualmente extraños. El resultado puede ser un estado paranoide en una persona aún en contacto con la realidad o convertirse en una florida esquizofrenia paranoide. Pueden ser incluidos incluso algunos casos de *delirium tremens*, con gran desconfianza, imaginando insectos arrastrándose sobre él, viendo gente tras la ventana que quiere matarle. Tales paranoicos son comunes en las instituciones mentales de nuestros días, temerosos de todos, convencidos de que la gente intenta envenenarles, rechazando comida y medicina porque están envenenadas.

Hay también una cualidad obsesiva en los procesos mentales Hyoscyamus. De nuevo, es como si las defensas del organismo, enfrentadas con la incipiente locura, la compensasen haciendo que la mente se adhiera a la rutina, se haga obsesiva por cosas simples y relativamente inocuas. La descripción de Kent es buena: «Hyoscyamus tiene otra rareza en este peculiar estado mental. Quizá haya un singular tipo de papel sobre la pared, y él se acuesta y lo mira, y si puede convertir las figuras en hileras se mantendrá ocupado en eso día y noche, y quiere una luz, de modo que pueda ponerlas en fila, y va a dormir y sueña con ellas, y despierta y vuelve a ellas; es la misma idea. A veces, imaginará que las cosas son gusanos, bichos, ratas, gatos, ratones, y él los conduce como los niños sus trenes de juguete, igual que un niño. La mente trabaja en esto —no hay dos situaciones iguales; quizá nunca veas esto tal cual, pero verás algo parecido: la mente se deleita en cosas extrañas y ridículas—. Un paciente tenía una hilera de chinches subiendo la pared, y los había atado con un cordón y estaba irritado porque el último no se sostenía». Tales minucias e ideas obsesivas se ven comúnmente en el *delirium tremens*, así como en la senilidad.

Al final, la demencia, al progresar se expresa en la esfera sexual, causando la manía erótica característica de Hyoscyamus. La persona se hace desvergonzada, expone sus genitales a cualquiera, juega con los genitales sin cesar. Hay un deseo y un comportamiento sexual aumentados y maníacos. Al hablar, cantar y maldecir hacen referencia constante a aspectos relacionados con el sexo. Otros remedios se comportan, hablan y cantan obscenamente, pero no tan notablemente como Hyoscyamus.

Es como si el inconsciente, previamente controlado por una ideación obsesiva y paranoide, irrumpiese finalmente en el nivel instintivo y quedase allí contenido, sin progresar al grado de violencia visto en Stramonium. También parece ser cierto que Hyoscyamus actúa más efectivamente en gente que tiende a vivir en un nivel más instintivo en su vida normal, dominado por necesidades inmediatas y caprichos o impulsos. Puede también beneficiar a gente de una naturaleza más espiritual que está bloqueada en relación al dilema sobre la sexualidad y los instintos.

La irrupción del inconsciente afectando las regiones inferiores del cuerpo afecta también a las funciones de defecación y micción. La persona puede sufrir una incontinencia de heces o de orina, tanto de día como de noche. Como en la demencia senil, el paciente puede pasarse horas jugando con sus heces, o simplemente sentándose o tumbado sobre ellas sin ser consciente de ello. Tal síntoma puede presentarse en un niño sin el resto de la sintomatología de Hyoscyamus. El niño puede sufrir enuresis sin razón; es llevado de médico en médico, se realizan muchas pruebas, pero la conclusión final es que debe ser un trastorno psicológico, puesto que físicamente todo va bien. En tal caso, hay que pensar en Hyoscyamus.

Como Veratrum y Agaricus, Hyoscyamus tiene muchos espasmos musculares. Es también un remedio de amplia acción en trastornos convulsivos. Hace muchos gestos involuntarios, como pellizcar las ropas de la cama, agarrar cosas en el aire, etc.

El delirio agudo Hyoscyamus se caracteriza por muchos espasmos musculares y una manía pasiva. Es menos violento y padece una fiebre menos intensa que Belladona y Stramonium. El delirio puede pasar a un estado estuporoso o comatoso. El paciente puede ser despertado, dar una respuesta razonable a una pregunta y después volver a caer en un estado de estupor. Su estado agudo tiene también síntomas hidrofóbicos; hay temor al agua, temor al oír correr el agua (que le puede causar también convulsiones, incontinencia de orina o heces).

En comparación, Hyoscyamus es más pasivo, menos violento, que los otros remedios, excepto en los estados extremos y en los paroxismos. Más que otros remedios, centra su actividad en la esfera sexual y en la defecación y la micción. Hay más celos y desconfianza, y una clase particular de pensamiento obsesivo sobre pequeñeces. Tiene espasmos como Veratrum y Agaricus y convulsiones como Stramonium y Belladona.

Ignatia amara (primera versión)

Ignatia se indica frecuentemente hoy día debido al movimiento de liberación femenino. Prescrito de diez a quince veces más para mujeres que para hombres. Estas mujeres quieren liberarse, afirmarse. Hay sensibilidad junto con idealismo. Son mujeres de hoy, rápidas, capaces, artísticas. Receptivas, pero en el fondo hay un tipo de idealismo, que puede entrar al final en conflicto con la realidad. Intenta afirmarse, a fin de ser igual al hombre. Sensibilidad, romanticismo, capacidad, frustración a cualquier nivel. Se impone a sí misma conclusiones lógicas, dirá: «Debo hacer esto, debo hacer lo otro»; ella es capaz de realizarlo. Puede hacer cosas, de modo que carga con un montón de ellas, sobreesforzándose, haciendo más de lo que normalmente podría hacer. Se vuelve orgullosa de sí misma por la forma en que puede manejar situaciones. Irritabilidad, cambios de ánimo; aguda, rápida, aunque sensible y romántica en el fondo. Sobreesfuerzo, pena, vejación, frustración en el trabajo: entonces sufre una crisis nerviosa y entrará en una situación de histeria, con espasmos, sin poder pensar o hablar; empalidecerá, respirará profundamente, sufriendo una especie de colapso histérico, como un desmayo. No responderá a quien le hable. En el momento de una crisis así, es incapaz de llorar. Después, irá dentro, cerrará la puerta y llorará; un sollozo casi espasmódico. Sufre un conflicto entre sus ideas románticas y la realidad. Siempre tiene ideas que no se corresponden con lo que requiere el movimiento de liberación. Al superar el shock, entonces se dice: «Qué cosa más tonta hice», y se queda cavilando sobre ello. Lo guardará para sí misma y no dirá nada (Nat. mur., Phos. acid.). Pena silenciosa. Hablará insensata, ilógicamente, en el momento de la pena y, no reaccionará a ningún un razonamiento lógico. Muchos pensamientos en su interior, intentará comprender qué le está pasando. Si supera la crisis, principalmente quedarán dolores calambroides y neuralgias sin origen patológico pero que empezaron en la época de la pena y el estrés.

Tras sentirse mejor en el plano emocional pueden presentarse problemas físicos. Desarrollan en apariencia una pérdida de su femineidad. Hay un endurecimiento. Les crece vello en la cara. Tras la crisis se vuelve dura e indiferente a los hombres —hay algo duro y frío en ellas.

Hay que ser cautelosos con ellas porque se irritan y te insultan. Si le preguntas sobre asuntos emocionales, la paciente puede empezar a llorar —inmediatamente intenta recuperar la compostura—. Se ensimismará inmediatamente, reservada. Si no puede controlarse lo exterioriza con llanto histérico; cuando retorna el control aparenta que nada ha sucedido. Siente que llorar es lo peor que se puede hacer. Irá a alguna parte para llorar a solas. Sollozo y llanto histérico. Similar en el aspecto reservado, introvertido, a Natrum mur., el cual superará sus shocks más fácilmente. Ignatia se defenderá más del contacto. Los shocks súbitos les producen un estado en el que permanecen sin habla, no hay forma de hablar o llorar. Esto se ve cuando hay una muerte en la familia, o la ruptura de una relación. Ignatia no es una persona emocionalmente estable, experimenta cambios de humor frecuentes. Puede sacrificarse por sus padres, pero se encoleriza si tienen opiniones contrarias a ella (cuando llega la muerte permanece muda por la culpabilidad). En una relación resulta herida fácilmente. Como resultado, se vuelve desagradable, después amable, después desagradable, de modo que el hombre se cansa de ella. Entonces se ve abrumada por la emoción, como si un elemento impredecible se manifestara en su naturaleza; variabilidad. En su pena, dirá cosas injustas, acusará injustamente porque está bajo tensión.

Físicamente siente un vacío en el estómago que no mejora con la ingesta. Sensación de calambres más en el plexo solar que en el estómago. Afecta al nervio vago al respirar. Quiere respirar profundamente; suspira. O calambres en el estómago o suspiros. Quiere comer, pero el dolor no se alivia. Prefiere estar dentro y en una habitación oscura. La comida normal le pesa en el estómago. En cambio la pesada le produce el efecto opuesto y es mejor tolerada. Peor por fruta, que también le produce pesadez. (Aversión a las frutas y aversión a los huevos —pensar en Phos—.) El calambre puede ir desde el sistema nervioso periférico a niveles cada vez más profundos. Obstrucción a los impulsos eléctricos del sistema nervioso. Los niños desarrollan síntomas similares a una corea debido a las observaciones de sus maestros. (Eso es suficiente para desencadenar corea en un paciente Ignatia.) No es una histeria natural. (Histeria —castigo a sí y otros, una vez que el deseo y la capacidad de alcanzarlo son frustrados—. Moschus, Valeriana, Lil. tig.) Ignatia no tiene una patología tan profunda. Calambres; dolores o adormecimiento, desde un punto hacia abajo. La tos tiene un elemento de histeria, parece producir más tos, que es tan fuerte que no le da tiempo a respirar. No tiene tiempo de beber nada. Súbita parálisis momentánea de alguna parte. Partes inflamadas, rojas, insensibles a la presión. Mejor tragando sólidos; peor en vacío o líquidos.

Los síntomas empiezan tras la ruptura de una relación amorosa o tras una muerte. Se siente herida muy fácilmente, se retira y enfurruña; en este punto no puede tolerar ninguna contradicción de los más próximos a ella. En una relación amorosa se reprimirá, hasta que un día estallará en una reacción histérica, acusará al hombre de frialdad, de no mostrar suficiente atención. Mujeres sensibles de nuestra sociedad forzadas a ser agresivas. En el fondo sufrirá por el movimiento de liberación. En ocasiones se cierra en sí misma, se enfurruña, se autoprotege, se vuelve crítica. Una vez está sola, se siente abrumada por la soledad. Pena. Querrá volver a la relación. (Muchas veces llegarás al mismo remedio en parejas.) (Causticum y Phosphorus enemigos.) Gran sensibilidad dentro, en realidad una perfeccionista. No acepta la realidad; ¿cómo pudo él dejarla? Constantemente insatisfecha con su vida emocional. De su pena viene la actitud hacia la vida de que no es digna de ser vivida. Pensará en el suicidio, pero no lo hará, es demasiado lógica (pero pensará mucho en ello).

Si, durante el shock, el nivel mental es afectado, puede desarrollar un tipo de delirio. Tortícolis, si las cosas afectan con fuerza al nivel físico. Corea, calambre, reacciones inesperadas a los estímulos externos o internos. Debes esperar siempre estas reacciones inesperadas en la paciente Ignatia. Imprevisible en las emociones; eres amable y ella se comporta en forma desagradable. Imprevisible en el plano mental. Siempre impredecible en su reacción. Puede desarrollar dureza, crítica, indiferencia al sexo aunque no aversión.

Homosexualidad —(Sepia, Pulsatilla, Platina, Medorrhinum).

Ignatia amara (segunda versión)

Este remedio es frecuentemente prescrito debido a la civilización tecnológica. Hay una proporción de quince mujeres por cada hombre. Sulphur seguirá muchas veces a Ignatia (está debajo). Apis, Natr. mur., Sepia son complementarios de Ignatia. Un paciente Natrum mur. tras un shock o pena, puede recibir Ignatia si es visto justo después del mismo mientras que si fuese visto antes, probablemente recibiría Natrum mur. Prescribe el remedio que corresponda principalmente al patrón predominante.

Los individuos Ignatia son muy sensibles. Son personas que han sido muy bien educadas, con mucha cultura, arte, música, teatro, y llegan a ser muy refinadas y cultas. Este parámetro se asocia con la capacidad de Ignatia de captar y ejecutar rápidamente. Son gente capaz. Cuando estos individuos son puestos en nuestra sociedad, sus refinadas emociones pueden fácilmente ser heridas o perturbadas. Se involucran en el movimiento de liberación, pero no está en su naturaleza el ser duros y crueles. Esta combinación de factores producirán un paciente Ignatia. Al mismo tiempo que es capaz, no les pide nada a los otros.

A esta mujer le llega un momento, digamos en torno a los dieciocho o diecinueve, en que después de haberse estado sobreesforzando, encuentra su primer amor. Creerá en él totalmente. Si en algún momento el hombre muestra un poco de indiferencia si ella no tiene su total atención, puede volverse silenciosa y melancólica. Puede empezar la introversión. Esta gran sensibilidad es la causa de los problemas futuros. Se contendrá y no hablará. En cierto momento Ignatia puede tener una crisis y volverse histérica, haciendo una escena fuera de control. A partir de este momento, tenemos patología.

Quiere gritar, pero solloza silenciosamente en su habitación. Hay muchos pensamientos en su mente. Siente haber sido defraudada en una relación y decide no verle más. Ignatia carece de humildad. Aunque se disculpe por su arrebato, no se queda tranquila. Ansiedad tremenda, indescriptible. SUSPIROS. Puede suspirar muchas veces durante la entrevista. Cuando se disculpa lo hace lógicamente, pero no emocionalmente. No sufre mucho mentalmente, el nivel emocional es el primero que se afecta.

Este shock parece producir un bloqueo en todo el sistema, en las emociones y el sistema nervioso. Puede afectar al nervio vago. A veces no puede respirar adecuadamente, teniendo que hacer inspiraciones profundas. Ignatia no puede llorar. Se quejará de que no puede llorar. (Bloqueo a nivel emocional). La emoción es fuerte, pero está dentro, no puede ser expresada, a diferencia de Phos. ac. en que hay un bloqueo emocional con completa indiferencia. Cuando llora lo hará en sollozos, tanto que todo el organismo sufrirá espasmos. Inestabilidad, impredecibilidad, dice cosas ilógicas, cosas insensatas. No se la puede calmar hablándole lógicamente. La misma impredecibilidad se expresará en los síntomas físicos, v.g., no puede digerir bien las comidas ligeras, mientras que las pesadas le harán sentirse bien. En Ignatia, este shock puede afectarle tan profundamente que llegue a alterar al sistema hormonal. Si profundiza lo suficiente se pueden ver rasgos de masculinidad, v.g., crecimiento de pelo o una especie de frialdad. Se sentará cómodamente, llevará la silla lo más lejos que pueda en el despacho. Si no puede explicar algo lógicamente, se vuelve desconfiada.

Si este estado permanece durante muchos años sin ser tratado, se repliega cada vez más en sí misma, pudiendo llegar a tener un estado mental disperso, con gran indecisión. También, durante este estado hay miedo a la locura. Puede desarrollar ansiedad por la salud. Sienten que pueden morir de enfermedad del corazón o cáncer. La ansiedad empeora durante el atardecer junto con una sensación de constricción en la garganta, es decir, hipertiroidismo, donde sienten un bulto. Constricción en la garganta. Durante este estado puede permanecer en la cama durante varios días porque cree que puede tener algo serio. Si está casada, le preocupa qué les sucederá a sus hijos si muere. Al progresar este estado puede aparecer la histeria clásica. El estado histérico de Ignatia puede desembocar en espasmos. Paroxismos de tos, en tal forma que sientes que no tiene tiempo para respirar. La tos es seca; la fiebre no es elevada. Tales estados pueden intercambiarse ellos mismos por afecciones como corea. Especialmente en niños.

Después del shock continúa meditando, no puede aceptar reprimendas. A veces, en estas coreas, debe ser erradicada otra capa bajo Ignatia. La supresión de movimientos coreicos libera una energía que debe ser descargada en un momento u otro (en forma de convulsiones o distorsiones). Puede tener síntomas de parálisis transitoria o sensación de adormecimiento. Algo que para otro paciente es tranquilizador puede no ayudar a Ignatia. Las palabras de consuelo durante una crisis la agravarán, como a Natrum mur.

Estados anímicos y carácter variables. Celos (Hyos., Lach.). Lachesis creará en su mente muchas historias sobre su marido con otra mujer, toda clase de historias sobre lo que está haciendo su marido. Ignatia, al contrario, lo mantendrá para sí. No dirá nada, le parecerá degradante hacer una escena. A Hyos. le sorprende y paraliza completamente, como si alguien le mantuviera atrapado; hay un sentimiento indescriptible de celos, parálisis, sensación constrictiva en la región cervical. En Nux vomica se manifiesta en accesos, con muchas riñas e irritabilidad.

Hay un estado de Ignatia donde todo es suprimido. No habla. Puede pensar en el suicidio (con sólo pensarlo, puede somatizar una tortícolis).

Síntoma clave: aversión por las frutas (todas); en el 40 % de los casos Ignatia. Hay muy pocos remedios con esta característica (Phos., Baryta carb.).

El cuadro Ignatia puede desarrollarse tras una muerte, una ruptura o tras conflictos emocionales en la pareja.

Kali bichromicum

Como todos los Kalis, Kali bichromicum es difícil de describir en los planos mental y emocional. Todos los Kalis (excepto Kali arsenicum, que es muy similar a Arsenicum) son semejantes en su personalidad: cerrados, reservados, capaces, rígidos y muy correctos. Kali bichromicum tipifica este tipo de personalidad. Quizá la descripción más adecuada sea ESTRECHEZ en los tres niveles.

Las personas Kali bichromicum son cerradas por naturaleza. Son muy minuciosas y capaces, y en general más bien conservadoras. Tienden a crear su propio pequeño mundo, generalmente caracterizado por rígidas rutinas, y se sienten bien en el restringido contexto que crean para sí mismos. Están hechos a ellos mismos, quizá incluso poco imaginativos. Un hombre Kali bichromicum, por ejemplo, puede unirse a un partido político determinado en sus años jóvenes y dogmáticamente insistir en el mismo punto de vista toda su vida. Es estrecho de miras y tiene dificultad en ver otros puntos de vista. En este sentido, los pacientes Kali bichromicum tienden a ser «cuadrados».

Como la mayoría de los Kalis, los pacientes Kali bichromicum pueden tener una mentalidad muy materialista en su forma de vida. Disfrutan de su hogar, su familia, su coche, etc. Comen bien y disfrutan de la comida. Disfrutan del sexo, e insisten en practicarlo a intervalos regulares. Sin embargo, aceptan los valores tradicionales; por ejemplo, un paciente Kali bichromicum no es probable que cometa adulterio. Aprueban y persisten en el punto de vista material. Los pacientes Kali bichromicum serían los últimos en convertirse en buscadores espirituales o místicos; y si un paciente así se involucra en una empresa de este tipo, probablemente lo hará con una orientación práctica, científica.

Los pacientes Kali bichromicum están completamente cerrados en su propio mundo. Ni buscan ni necesitan compañía. Tienen emociones, por supuesto, pero no las muestran. Un hombre Kali bichromicum se siente perfectamente bien él solo o acompañado únicamente de su esposa. Puede ser un hombre de letras centrado en su propio campo particular, y estar contento de seguir así. No quiere ningún tipo de interferencia. Incluso si alguien llama a la puerta puede no responderle.

El paciente Kali bichromicum sólo quiere gastar el tiempo en su familia. Será improbable que tenga muchos amigos fuera de la familia, y cualquier amigo que tenga será bien recibido, sólo de vez en cuando. Llevados al extremo, los pacientes Kali bichromicum se vuelven misántropos y antisociales. Se encierran en su estrecho mundo.

Un paciente así puede ser muy difícil en una entrevista. Se quejará de un dolor específico, concreto, y no querrá ir más allá. Si se indaga intensamente en los campos emocional o mental, negará cualquier problema. Da la impresión de que considera tales cosas como temas que no han de ser discutidos. A lo sumo, puede admitir una vaga (y secundaria) irritabilidad cuando siente interferencias en su vida normal.

Hay, por supuesto, una debilidad general que afecta a los tres niveles de la persona. En el físico se manifiesta como debilidad general y con síntomas característicos que serán discutidos más adelante. En el emocional caen fácilmente en el desaliento y en el pesimismo. Tales pacientes siempre se sienten aislados y excluidos del contacto social. Cuando la patología Kali bichromicum les alcanza, no comparten sus sentimientos con los demás; en consecuencia, se vuelven hoscos y malhumorados, disgustándose y enfadándose con facilidad.

Finalmente, este pesimismo puede transformarse en una especie de indiferencia taciturna. No es una verdadera apatía en el sentido que vemos en Phos. ac. Es más un retraimiento malhumorado; indiferencia taciturna y desaliento.

Generalmente, el plano mental no se afecta tan claramente como en otros remedios. A pesar de ser emocionalmente cerrado y antisocial, aún cumple sus deberes adecuadamente. En casos en que se afecta el plano mental, el primer síntoma puede ser un debilitamiento de la memoria. Después puede haber cierta dificultad de concentración, una endeblez o embotamiento de la mente que aumenta la sensación nebulosa durante los episodios de sinusitis. Más allá, yo no he visto alteraciones más profundas a nivel mental. Sin embargo no sería difícil imaginar el resultado; este tipo de paciente, muy probablemente, se replegaría psicóticamente en un estado de misantropía extrema.

Hay una característica peculiar del estado mental que he observado en pacientes Kali bichromicum; debido a su estrechez y falta de contacto social, parecen volverse excesivamente meticulosos al explicar cosas a otros. Por ejemplo, un abogado Kali bichromicum te explica que debes llevar tal y tal papel para firmar un contrato determinado. Para ti esto es simple y evidente, pero él insiste en hacer una relación elaborada y en detalle de la razón por la cual se necesita cada papel. En Kali bichromicum esto no es una cuestión de orden o fastidio. Es una forma extrema de demostrarte que está haciendo su trabajo. Está atrapado en su estrecho y rutinario modo de pensamiento, y naturalmente supone que los demás piensan de la misma manera. Por tanto, se toma excesivas molestias para explicar cada detalle, mientras tú te preguntas impaciente: «¿Por qué demonios hace esto?». Yo he visto esta clase de mentalidad estrecha, arteriosclerótica en un hombre de sólo treinta años.

Con mucho, la sintomatología más prominente de Kali bichromicum es física y exhibe varios síntomas muy característicos. Siguiendo estos casos durante un período de años, he hallado que hay alternancia de síntomas entre mucosas y articulaciones. Durante una época ves catarros; después, unos tres, cuatro o seis meses más tarde, afecciones articulares.

Cuando están afectadas las articulaciones, la característica más típica es que los dolores van de articulación en articulación. Una semana, el dolor afecta una articulación, y una semana o un mes después duele otra. En realidad, la inflamación de la articulación es otra afección mucosa —afectando la membrana sinovial.

Característicamente, los pacientes Kali bichromicum mejoran con el calor. Los pacientes Kali bichromicum son en general frioleros, y sus dolores locales son comprensiblemente mejorados con calor. No obstante, es interesante observar que sus trastornos se originan a menudo durante el verano. Esto no es agravación por calor, sino una causalidad durante la ESTACIÓN cálida. Por contra, Pulsatilla tiene dolores erráticos, pero se agrava por el calor mismo; el calor del verano, pero también el calor de una habitación caliente, una estufa, etc.

Otro famoso síntoma clave de Kali bichromicum son los «dolores localizados en pequeñas zonas» —zonas que pueden ser cubiertas con un dedo—. En mi experiencia, la localización más característica para estas zonas dolorosas es en los ángulos superoexternos de las escápulas. Tal como Rhus. tox. parece gravitar hacia el ángulo interno, Kali bichromicum parece desarrollar un punto «gatillo» en el externo.

Por supuesto, el uso más conocido de Kali bichromicum es en estados catarrales de las mucosas. En Kali bichromicum, parece que una vez se establece la situación patológica, ésta tiende a progresar más profundamente. Si tal persona se enfría más frecuentemente de lo habitual, desarrolla sinusitis en torno al 80 % de los casos. La progresión puede también alcanzar a las trompas de Eustaquio, causando obstrucción. Puede haber una cantidad considerable de secreción postnasal. O también un resfriado puede evolucionar a bronquitis o incluso a asma.

El cuadro más típico, sin embargo, es un paciente que se presenta con sinusitis. Ves a un paciente que ha tenido frecuentes resfriados durante años y cada resfriado se localiza en los senos paranasales.

Empieza un resfriado común, y súbitamente hay una gran cantidad de secreciones, las mucosas de los senos se inflaman, la mente se embota, y el paciente está abatido e incluso más malhumorado y antisocial que lo habitual. Típicamente, los dolores sinusales más importantes son en la región cigomática. Los senos frontales parecen afectarse menos en Kali bichromicum.

En tales situaciones hay típicamente grandes cantidades de mucosidad. La secreción es profusa, y a menudo característicamente fibrosa, elástica y viscosa. La típica secreción Kali bichromicum, sea de la nariz, estómago o cualquier otro origen, es tan filante que puede estirarse hasta el suelo. Yo he visto a un paciente así enredarse en la misma al intentar limpiarse la nariz. Por supuesto, el moco normalmente es algo viscoso y filante. Para ser considerado un síntoma a efectos de prescripción debe ser verdaderamente espectacular. Por otra parte cuando este síntoma es muy intenso sugiere fuertemente Kali bichromicum. Pero su ausencia no lo descarta necesariamente. Incluso las úlceras más indoloras halladas en Kali bichromicum presentan este síntoma. Puedes ver a un paciente completamente cerrado, estrecho de miras, y arteriosclerótico hasta el punto de desarrollar una úlcera vascular que no cura. Cuando se intenta limpiarla, se le levanta la costa y se observan varios filamentos largos y elásticos de suero pegados a la costra. Esta observación, junto al tipo general de paciente, hace pensar en Kali bichromicum.

Como cabe imaginar, la arteriosclerosis es una característica primordial de Kali bichromicum, incluso a edades tempranas. Tales pacientes parecen restringir sus vidas —esclerosar sus experiencias, sus emociones y sus actitudes—. En consecuencia, sus arterias se esclerosan también.

Hay varias peculiaridades características en Kali bichromicum. Una de las más famosas es la sensación de tener un pelo en la parte posterior de la lengua. Además de esto, la lengua es característicamente brillante, en lugar de áspera como es habitual.

Otra característica de Kali bichromicum es su hora de agravación, similar a Kali carb. Kali carb. empeora generalmente entre dos y cuatro de la mañana. Kali bichromicum se agrava en margen más estrecho, entre dos y tres de la mañana (a.m.).

Los dolores de Kali bichromicum pueden parecerse a los de Belladona en que vienen y se van súbitamente. Sin embargo, en los demás aspectos no hay parecido. Los pacientes Kali bichromicum son menos fuertes, frioleros y de aspecto anémico. La enfermedad Kali bichromicum carece de la tremenda conmoción vista en Bell.

En general, los pacientes Kali bichromicum no tienen particulares deseos o aversiones alimentarios, aunque disfrutan mucho de la comida. Tiende a haber deseo de cerveza, y generalmente Kali bichromicum se agrava mucho al tomar cerveza. No es la distensión habitual que se produce al beber cerveza. En Kali bichromicum empeora toda la persona, se desencadena la sinusitis o las artralgias, o se produce diarrea. Finalmente, cuando un paciente Kali bichromicum describe un estado de miedo o ansiedad, parece surgir principalmente del pecho. En Kali carb., en cambio, esta sensación parece originarse en el plexo solar. En Kali bichromicum la raíz de la ansiedad es más alta. Puede haber también una profunda sensación de frialdad en el tórax, especialmente una sensación de frío en el corazón.

Kali carbonicum

Como refirió Kent, Kali carb. es un remedio cuya esencia es difícil de percibir, tanto en el paciente como en las Materias Médicas. La imagen central del paciente no está disponible en las experimentaciones de forma que sobre todo la conocen los homeópatas experimentados que tienen la habilidad de la observación cuidadosa y sistemática. Sin embargo es importante comprenderlo, porque Kali carbonicum es un remedio de acción profunda y duradera cuando es prescrito de forma lo suficientemente precoz como para prevenir la progresión a un estado incurable de patología.

El paciente Kali carbonicum tiene una personalidad definida; comprometido dogmáticamente con un fuerte sentido del deber hasta un grado inflexible, rígido. Es un estado hermético en que la mente mantiene un férreo control sobre la experiencia, conducta y emociones. Este tipo de personalidad es impulsada a ver el mundo en términos de blanco o negro, correcto y falso, adecuado e inadecuado. En su apariencia y comportamiento es correcto, formal, convencional. Son esas personas estoicas, que no se quejan, dogmáticos, «según las normas». En el campo de la psicología, la personalidad Kali carbonicum sería la más pura expresión del tipo «retentivo-anal». Para tales personas, la vida aparenta ser sólida, clara, inmutable, funcional. A menudo llegan a convertirse en agentes de policía, fiscales, traductores, bibliotecarios —ocupaciones en las que se valora la rutina, la corrección y el sentido del deber.

En este sentido el paciente Kali carbonicum está muy intelectualizado. Intelectualización no en el sentido de filosofar o de una creatividad mental o analítica, sino en el de un sobreuso de la mente como mecanismo de control tanto sobre las emociones como el funcionamiento físico. La mente Kali carbonicum es sistemática, correcta y rutinaria. Se desarrolla mejor en situaciones y funciones bien definidas, de «blanco o negro», dogmáticas.

Este tipo de paciente puede parecer que no tiene emociones porque éstas se expresan de forma intelectual, pero la realidad está lejos de ser así. Internamente, Kali carbonicum puede ser muy sensible emocionalmente, pero nunca lo mostrará. Si tú le hablas de tus problemas supondrás por sus respuestas que no le preocupan en absoluto, pero te sorprenderá encontrar días después que ha estado meditando sobre tu situación silenciosamente y se presenta con una solución. Tales pacientes, aun sufriendo interna y silenciosamente, pueden ser admirados por los demás por la dignidad e integridad frente a las dificultades; la esposa Kali carbonicum, por ejemplo, puede tolerar silenciosamente el comportamiento adúltero de su esposo. Por otra parte, puede ser frustrante casarse con un hombre Kali carbonicum, salvo que la esposa sea capaz de comprenderlo suficientemente como para apreciar la forma indirecta en que esta persona muestra sus sentimientos. Puede parecer que no tiene emociones debido a la expresión controlada de las mismas, pero, en cambio, puede sentir emociones muy intensas (a diferencia por ejemplo de Phosphoricum acidum o Aurum met. que internamente están verdaderamente «muertos» e «inmóviles» emocionalmente).

Es por estas razones por las que el paciente Kali carbonicum es difícil de tratar por el homeópata. Este tipo de paciente tenderá estoicamente a ignorar los problemas hasta que hayan alcanzado un estado de gravedad. Cuando acude al homeópata responde a las preguntas con un prosaico encogimiento de hombros. Éste es el paciente que no te da síntomas en absoluto. Puedes preguntarle si tiene miedo a la oscuridad, y él puede encoger los hombros asintiendo, como expresando un grado de intensidad ligero, cuando la verdad es que es extremadamente temeroso de la oscuridad. Los síntomas de más valor para el homeópata, los emocionales y mentales, son los que el paciente Kali carbonicum quita más importancia. Ésta es la situación en que más que el mero registro de datos puede ser crucial la hábil insistencia del homeópata en imágenes de la vida real y ejemplos concretos, porque el paciente Kali carbonicum, por ganas, antes evolucionará a una situación incurable que revelar la intensidad emocional de su estado. El tributo que tal control mental se cobra a nivel físico puede ilustrarse en un simple caso.

Una esposa Kali carbonicum (esto fue reconocido por todos sus amigos), nunca manifestó autocompasión o frustración mientras su marido desarrollaba una demencia senil durante un período de muchos años antes de morir; después, tras sufrir una pérdida financiera, sufrió un cólico renal que fue tratado alopáticamente con una inyección, y entonces rápidamente entró en insuficiencia cardíaca congestiva y murió.

Este férreo control mental impide a la fuerza vital utilizar sus canales más importantes de expresión de síntomas en los niveles mental y emocional. En consecuencia los síntomas se proyectarán con fuerza devastadora al nivel físico, afectando especialmente los órganos vitales internos y las regiones inferiores del cuerpo. La supresión mental es tan extrema que parece tener un efecto deformante sobre las estructuras del cuerpo; parece que el extremo control mental distorsiona la estructura incluso de las mismas células. Hay deformidades de los huesos, de la columna y de las articulaciones (Kali carbonicum es casi un remedio específico para las artritis deformantes).

El exagerado control mental lleva la expresión sintomática de forma muy característica al plexo solar. Si él reconoce alguna emoción la describirá como localizada en el estómago —ansiedad, miedo, incluso shocks por el entorno—. Kent tiene una gráfica descripción de este estado. «Una situación peculiar en Kali carbonicum es un estado de ansiedad sentido en el estómago, como si fuera un miedo.» Uno de mis primeros pacientes expresó esto de una forma más acertada que la que aparece en los libros; ella dijo: «Doctor, de un modo u otro yo no tengo miedo como el resto de la gente. Yo lo tengo justo aquí» (región epigástrica). Bien, esto es sorprendente, es peculiar. No mucho antes provoqué otro rasgo de Kali carbonicum. Por torpeza mía, mi rodilla chocó con el pie del paciente que sobresalía algo del borde de la cama, y el paciente exclamó: «¡Oh!». Efectivamente, esto era también Kali carbonicum y así se verá una paciente temerosa en que todo va al estómago, y al menor contacto con la piel se desencadena ansiedad, miedo o aprensión localizados en esa zona. Recuerdo que una paciente describió una sensación de ser golpeada en el plexo solar cada vez que se acostaba para dormir; era tan severa que debía levantarse y andar para aliviar la sensación. Otro remedio con una sorprendente sensación similar es Mezereum; también siente una intensa ansiedad en el estómago, pero en Mezereum la ansiedad surge del estómago y después inunda todo el organismo, y la persona tiene la sensación de que se está muriendo.

Vemos así que el paciente Kali carbonicum es muy sensible a las emociones y a los cambios del entorno, pero mantiene un estrecho control para no expresar esta sensibilidad. A esto es debido también el grave insomnio de Kali carbonicum. El sueño es un período en el que el control mental se relaja naturalmente, algo que le resulta difícil al paciente Kali carbonicum. Esta persona puede permanecer muchas semanas sin dormir, aun cuando no haya una razón particular para el insomnio; el paciente niega ansiedad, sobreactividad mental o sensibilidad al ruido. Se trata simplemente de una resistencia a dejarse ir. Puede parecer incluso que el paciente, llevando una vida muy rutinaria, sistemática, correcta, aparentemente carente de tensiones, conserva de hecho su energía de forma tan eficaz que parece innecesario el sueño. Sin embargo, el paciente sufre por la falta de sueño. Debido a que raramente duerme lo suficiente, Kali carbonicum es uno de los remedios que más intensamente manifiestan el síntoma: «Sueño no reparador» (junto con, por diferentes razones, Nux vomica, Lycopodium, Sulphur, Phosphorus, Nitricum acidum, las Magnesias y Lach).

Característicamente, los síntomas de Kali carbonicum se agravan entre dos y cuatro o cinco de la mañana. El insomnio, la tos, la disnea cardíaca, todo empeora a esta hora. Es un momento en el que el control mental tiene menos fuerza. Al relajarse el control, las expresiones sintomáticas se intensifican —por lo que despierta, con las características agravaciones, entre dos y cinco de la mañana.

Al progresar la patología mental, el paciente Kali carbonicum se vuelve muy irritable. De nuevo es una irritabilidad que surge de un sentido de la corrección, del sentido del deber, del dogmatismo. El paciente Kali carbonicum tiene una idea definida de lo que es «correcto», o de la forma «correcta» de hacer algo, y no tolerará desviarse de ella. Es un estado de inflexibilidad mental. De este modo, rechaza aceptar su enfermedad; los síntomas parecen enojarle y lo hacen malhumorado y extremadamente irritable. La esposa internamente molesta por el comportamiento adúltero del marido no le reñirá por ello, sino que se enfadará con él por cosas sin importancia —algo erróneo en su forma de ir al trabajo o sus deberes domésticos—. Si un fiscal Kali carbonicum decide que el demandado es inocente, entregará el caso a sus superiores y no tolerará excusa alguna por, digamos, influencias políticas o la necesidad de instaurar un ejemplo legal; el paciente Kali carbonicum arriesgará su carrera antes que comprometer su sentido del deber, incluso si ello implica llevar su inflexible postura a un extremo irracional. (Antes «luchar que cambiar» como dice el anuncio del cigarrillo.)

Cuando la patología progresa aún más, se verán emerger muchos miedos y ansiedades que previamente jugaron un papel menor, no reconocido en la vida del paciente. La naturaleza de los miedos es representativa de la incapacidad de Kali carbonicum para enfrentarse con la incertidumbre o con la pérdida potencial de control. Puede haber miedo a perder el control en ciertas situaciones sociales en que su rol social no le es familiar. Hay un intenso miedo a la oscuridad, al futuro y a una enfermedad inminente. No es tanto una ansiedad hipocondríaca por la salud como un miedo a la incertidumbre que implica la enfermedad. La enfermedad es algo que no puede controlar. Hay miedo a los fantasmas, por supuesto, porque representan un campo inmaterial, cuya existencia ha negado previamente con fuerza.

A diferencia de muchos otros remedios, las fases de la patología mental en Kali carbonicum raramente progresan hasta la demencia. En Kali carbonicum el control mental no se pierde fácilmente hasta tal punto. En cambio, el paciente tiene propensión a sucumbir ante una enfermedad profunda de uno de los órganos vitales. Es como si la mente hubiera trasladado la patología al cuerpo con tal intensidad que los órganos vitales sucumben antes de que la mente degenere en demencia.

Es interesante constatar que dos de los principales órganos que sufren la patología de Kali carbonicum son los órganos principales de excreción de deshechos —los riñones y los pulmones—. Es como si la rigidez y la inflexibilidad, el sentido exagerado de la corrección, causaran una distorsión de las membranas bronquial y glomerular en un intento por contener las toxinas cuya existencia no es aceptable para el paciente Kali carbonicum.

La inhibición de la función renal, por supuesto, se manifiesta con los bien conocidos edemas de Kali carbonicum. Hay hinchazón en torno a los ojos, de ambos párpados superior e inferior. Más específicamente, hay hinchazón con aspecto de pequeñas bolsas en la parte interna de los párpados superiores.

En los pulmones vemos un amplio rango de patología, desde bronquitis a neumonía, e incluso tuberculosis. La tos es muy violenta, mortificando todo el cuerpo, incesante, con arcadas y vómito, agravada de dos a cinco de la mañana y por las corrientes de aire.

Kali carbonicum también puede afectar al hígado y al corazón en los grados más extremos de insuficiencia, de nuevo probablemente porque se ha permitido a la patología progresar demasiado lejos antes de ser adecuadamente reconocida. Esto es descrito por Kent: «Puedo mirar atrás sobre un buen número de casos de degeneración cardíaca grasa en que hubiera impedido todo el trastorno con Kali carbonicum de haber conocido mejor el caso desde el principio. Estos casos son insidiosos, y las indicaciones que piden Kali carbonicum deben ser vistas precozmente o el paciente progresará a una situación incurable. Hay fracaso y cambios orgánicos, y al mirar hacia atrás en estos casos, dices: si hubiera visto al principio de este caso lo que veo ahora, el paciente podría haber sido curado. Aprendemos los inicios de los remedios como aprendemos los inicios de la enfermedad. Es prudente para un médico homeópata revisar un caso en el que él ha fallado, o algún otro falló, estudiar sus inicios y ver cuáles fueron las manifestaciones. Esta forma de estudio es tan preciosa al médico homeópata como el postmortem a la vieja escuela».

Hay síntomas muy severos y variados en el tracto gastrointestinal. Hay mucha flatulencia y una alternancia de estreñimiento con diarreas, pero lo que más sorprende son las hemorroides tan dolorosas.

El paciente Kali carbonicum es extremadamente sensible a la más ligera de las corrientes. El paciente es tan sensible a una corriente, incluso al movimiento normal de aire en la casa, que puede ir de habitación en habitación intentando hallar la fuente de una corriente apenas perceptible y sin consecuencias para los demás.

Frente a un paciente de tan extrema corrección y control mental donde los síntomas son de tan difícil expresión, podemos hallar el remedio a través de su esencia, y sólo requerir corroboración por uno u otro síntoma clave conocido de Kali carbonicum: la agravación de dos a cinco, la extrema sensibilidad a las corrientes, la hinchazón del interior de los párpados superiores, la ansiedad sentida en el estómago, los estados patológicos de órganos vitales, y también el fuerte deseo por los dulces.

Las cualidades esenciales de Kali carbonicum pueden ser evocadoras de otros remedios con los que se relaciona. Por supuesto, uno no puede estudiar Kali carbonicum sin recordar Nux vomica. Ambos son diferentes en su esencia. Nux es muy ambicioso e impulsivo, mientras Kali carbonicum está contento con su rutina, sólo después se vuelve irritable por su sentido de la corrección y no por las ambiciones frustradas como Nux. No obstante, es común ver a un paciente, después de responder bien a Kali carbonicum, progresar a un estado Nux. Otro remedio que le puede seguir es Phosphorus, en particular una vez que la solidez de Kali carbonicum se ha difuminado lo suficiente como para permitir que se manifiesten las sensibilidades más etéreas y los miedos de Phosphorus.

Lachesis mucus

La idea principal en Lachesis es la de sobreexcitación, que provoca la búsqueda constante de una salida para aliviarse, como un puchero hirviendo todo el tiempo; necesita un escape o, de lo contrario, puede explotar. El remedio está hecho con veneno de serpiente. Inicialmente el veneno viaja por el torrente sanguíneo, primero estimula, y después se dirige a zonas más específicas. El objetivo principal es la circulación (al estudiar la materia médica se debe conocer la preferencia de los remedios por ciertos sistemas). Personas con hipertensión arterial idiopática. Accesos de calor en diferentes edades. Hemorragias, particularmente cuando el color es muy oscuro. Cefaleas, venas varicosas, hemorroides y todo tipo de afecciones cardíacas. Aparición de úlceras y erupciones: de aspecto rosado, cianótico, purpúrico. Sensación de circulación. Dificultad para dormir. Sensación de circulación rítmica por la mañana. El sueño y la mañana, son momentos de agravación en Lachesis. Peor por el calor si se acalora repentinamente, lo cual modifica la circulación. Peor tras entrar en la ducha o en una habitación muy caliente. Peor antes de la menstruación —tan pronto como se inicia hay una mejoría general de la paciente—. A menudo siente una sensación sofocante en la garganta. Puede despertar con sensación de pánico, como si se le hubiera detenido la respiración. Lachesis lidera a todos los remedios en el síntoma, «despertar con pánico», peor por su presión de las descargas. La vía de escape puede ser restringida incluso por la ropa, especialmente en torno al cuello, también en el tórax y en la cintura. Las restricciones psicológicas sobre el paciente le producirán el mismo tipo de intolerancia.

Si la esposa le pide hacer algo inmediatamente, él sentirá la presión. Inteligente. Ideas abundantes. La patología Lachesis puede producir esquizofrenia, habla y habla, saltando de una idea a otra. Puede abandonar el primer empleo porque se siente limitado. Sobreexcitación en la esfera sexual. Excesos en el plano sexual. Pueden ser personas lascivas, obscenas, lujuriosas. Es uno de los principales remedios para la masturbación (por la sobreexcitación), como Staphysagria y Platina. Origanum (para la masturbación en chicas jóvenes).

También será útil para la fiebre reumática aguda. Cuando hay afecciones valvulares en el corazón, Lachesis puede corregirlas.

Los remedios de serpiente actúan principalmente sobre el corazón y la circulación. Algunas personas suprimen los impulsos sexuales y se resentirán por ello. En un caso se dio Lachesis por la supresión de la función sexual —puede ser típico de Lachesis—. Cólico renal izquierdo. Alcoholismo —la circulación puede estar desequilibrada; Lachesis es útil entonces—. Puede producir una normalización en el deseo de alcohol. Lachesis ayuda incluso en el *delirium tremens*. También a considerar para los consumidores de narcóticos.

Empeora al estar acostado sobre el lado izquierdo, lo cual agrava todos los trastornos. Puede tener palpitaciones, disnea, sensación de desvanecimiento. Lachesis prefiere el lado izquierdo principalmente en torno al corazón —izquierda a derecha—. Neuralgia intercostal —izquierda— (Spigelia, Nat. mur., Bryonia). Estados agudos —del lado izquierdo—. Congestión cefálica; aspecto cianótico. Sensible al contacto de la piel o cualquier constricción de la piel; el mínimo contacto es doloroso, pero un contacto más fuerte no produce tanta agravación (las congestiones Belladona son más rojas que púrpuras, y más del lado derecho).

Algunas mejorías se producen con la presión fuerte (Belladonna también tiene esto).

Las emociones son muy fuertes; apegada a las personas y a los objetos. El apego es fuerte, de modo que vemos situaciones patológicas por celos. Puede degenerar en celos o lascivia (desenfreno sexual). La personalidad Lachesis es una de las más egocéntricas (leer la descripción de Kent de este egocentrismo). Una falsa idea de amarse uno mismo —la persona con la que está unida sentimentalmente se convierte en un objeto—. Cuando teme amar ese objeto de placer, aparecen los celos, con desconfianza e imaginaciones falsas. Es uno de los principales remedios para gente muy desconfiada. Si los celos progresan a desconfianza, pueden incluso llegar hasta un estado de paranoia. Puede pensar que su familia está planeando llevarle a un manicomio. Puede caer en profundos estados de ansiedad y depresión, preocupándose por su salud, especialmente del corazón. PARANOIA —Hyos., Kali brom., Tarent., Stram., Plat., Ver. alb.—. Ansiedad por las enfermedades cardíacas —Lachesis es uno de los principales remedios—. Personas clarividentes, tienen intuiciones. La depresión empeora por la mañana, puede sentirse muy afectado, en cambio por la tarde se encuentra muy bien. Sin tratamiento puede caer en continua depresión. Temor a la locura, en una fase determinada (también Manc., Cann., Calc. carb.).

Al final puede llegar a la locura. La crisis empeora justo antes de la menstruación. Es un tipo de locura impulsiva, esporádica. Ocurre en accesos. Locuacidad; hablador cuando hay supresión del sexo. Sustituye lo que pierde en contacto y comunicación con hablar y hablar. Es uno de los principales remedios para las manías de tipo religioso. Si se suprime algo, se necesita una vía de escape. Habla, saltando de un tema a otro; tal flujo de ideas en la mente no pueden pasar lo suficientemente rápido por la boca. Muy críticos; en cambio, no toleran la menor crítica hacia ellos.

Lachesis tiene otro estado: tiene grandes ideas; se sintió frustrado en sus años jóvenes. No seguirá su ambición por hacer grandes cosas. Todos sus impulsos interiorizados le llevan a desarrollar cálculos renales y lesiones cardíacas. Este Lachesis es introvertido, sensible, no quiere dañar a nadie, nunca revelará sus emociones. Esta gente no hablará. Hay que comprender que este tipo de persona silenciosa es también Lachesis.

El vino agrava. Buen orador pero mal conversador. Cuando han alcanzado cierto estado mental, aparece una ilusión; sentirán que los muertos (su presencia) les hablan. Que les dan órdenes para hacer cosas. Otro remedio con esta peculiaridad es Anacardium. Siente que alguien le habla, pero Anacardium tiene una doble sensación, uno le dice que haga el bien y el otro que haga el mal. Deseos y aversiones en Lachesis: le gustan mucho las ostras, desea farináceos (cereales, grano, macarrones, patatas, pasta).

Lycopodium clavatum

Lycopodium es uno de los remedios de acción más profunda y amplia de toda la materia médica, afectando potencialmente a todas las situaciones del ser humano. Sin embargo, a pesar de su extensa aplicación hay un hilo central que recorre el remedio y clarifica su muy interesante imagen.

El tema principal en Lycopodium tiene que ver con la cobardía. Interiormente, los pacientes Lycopodium luchan constantemente contra la cobardía —moral, social y física—. Se sienten débiles e inadecuados, incapaces de cumplir con sus responsabilidades en la vida, y, por ello, las evitan. Externamente, sin embargo, el paciente Lycopodium puede presentar al mundo una imagen de capacidad, amabilidad extrovertida y valor, que puede hacer difícil de percibir la verdadera imagen del remedio sin una hábil indagación por parte del homeópata.

La idea central por la que Lycopodium se muestra en fases tempranas es en relación al sexo. El paciente Lycopodium busca situaciones en las que poder satisfacer el deseo de gratificación sexual sin tener que afrontar las responsabilidades personales implícitas en esta clase de relaciones. Se observa comúnmente en tales pacientes una larga historia de relaciones de una noche, en las que el paciente busca satisfacción y después desaparece sin más responsabilidad. Si la compañera sexual muestra interés en el matrimonio, el paciente Lycopodium se vuelve temeroso de las responsabilidades y de si será capaz de cumplirlas. Generalmente abandonará antes de quedar «acorralado» por las responsabilidades del matrimonio, hijos o incluso otras formas de compromiso en la vida.

Esta relación con el sexo es superficial. La motivación principal es la gratificación; la quiere rápida, fácil, sin esfuerzo ni consecuencias. Si un paciente Lycopodium encuentra a una secretaria sola por casualidad en la oficina, su primer pensamiento será que es una oportunidad de relación sexual, y probablemente le hará insinuaciones. También puede visitar frecuentemente prostitutas, pues tal contacto no implica responsabilidades. No es que el deseo del paciente Lycopodium sea tan intenso como lo es en Platina; la constitución Lycopodium es demasiado débil para tanta intensidad, pero cuando surge el deseo sexual la forma Lycopodium de manejarlo se centra en la gratificación superficial del momento y en eludir la responsabilidad.

Una vez casado, el hombre o mujer Lycopodium pueden experimentar disfunciones sexuales por el temor de ser incapaces de cumplir con las responsabilidades conyugales. La mujer puede ser incapaz de tener un orgasmo o el hombre puede experimentar impotencia en forma de eyaculación precoz o ausencia de erección. Internamente, el paciente Lycopodium siente un profundo estado de incapacidad y debilidad, y esto es lo que es puesto en duda, visiblemente, en las relaciones conyugales. El paciente Lycopodium, con este sentimiento de incapacidad, presenta generalmente una imagen fuerte al mundo, valiente, competente, pero esta fachada se desmorona cuando se requiere cumplimiento y responsabilidad, como en el matrimonio. Así pues, es en el matrimonio donde la administración de Lycopodium puede tener algunos de los resultados más gratificantes.

Estos pacientes tienen un temor constante de que los demás descubran la verdad respecto a su estado interior de debilidad. Están constantemente preocupados por lo que los demás piensen de ellos. Como Lycopodium conviene a gente muy inteligente e intelectual, se halla frecuentemente en profesiones que requieren un desempeño público —predicadores, abogados, maestros, incluso políticos—. Un predicador puede sentirse perfectamente bien antes de dar un sermón, pero al llegar al púlpito y percatarse de tantos ojos puestos sobre él, puede sufrir súbitamente un dolor gástrico o una gran ansiedad. Esta persona puede ser capaz de cumplir la tarea adecuadamente, pero muy a menudo el sufrimiento físico o emocional interferirá seriamente en su realización. Una vez más, esta situación es una manifestación de ansiedad frente a la responsabilidad, y el paciente puede intentar escapar de su profesión, aparentemente utilizando algunas veces la enfermedad física como excusa.

Los pacientes pueden exagerar las apariencias para compensar su sensación interior de inferioridad. Pueden exagerar sus logros, sus capacidades, la gente que conocen. Pueden llegar a decir mentiras enormes que no se pueden mantener cuando llega el momento de la verdad. Este aumento del ego es para compensar la sensación de debilidad interior, y se basa en una poderosa necesidad de recibir admiración y respeto de los demás para «demostrárselo» a sí mismos.

Con el tiempo, el paciente Lycopodium puede terminar volviéndose un solitario, una solterona o un buscador espiritual célibe. Para evitar responsabilidades y controlar el deseo de gratificación instantánea, el paciente puede decidirse por el celibato. Sin embargo, este estado es frágil, puesto que el paciente Lycopodium estará ahora incluso más fuerte y constantemente obsesionado por pensamientos sexuales. Tras años de disciplina, el célibe más piadoso puede ceder con sorprendente facilidad una vez que se le presenta una oportunidad, solo para retornar inmediatamente después al estado disciplinado.

En la segunda fase del desarrollo de la patología Lycopodium, la fachada externa se vuelve incluso más exagerado. El paciente se vuelve dictatorial y tiránico con las personas de su entorno que pueden ser controladas. Los pacientes Lycopodium pueden ser solícitos y pasivos con los compañeros de trabajo que no están bajo su control, pero en el hogar se vuelven déspotas. Una madre puede ser dulce con sus vecinos pero tiránica con sus hijos. Ejerciendo poder sobre otros, estas personas intentan generar un sentimiento de poder personal, tal como previamente intentaron demostrarse su poder buscando la admiración de los otros con mentiras y exageraciones.

También en este segundo estado la cobardía de Lycopodium se vuelve más intensa. Entonces muchos miedos se hacen evidentes. Lycopodium puede sentirse aterrorizado por casi todo —estar solo, la oscuridad, fantasmas, incluso perros desconocidos—. Por eso los pacientes Lycopodium aunque sean básicamente seres solitarios por su temor a asumir responsabilidades, desean la compañía de otras personas, pero en la habitación de al lado. Hay un gran temor al sufrimiento de cualquier tipo; así, el paciente Lycopodium puede volverse ansioso por la salud hasta el punto de la hipocondría. El miedo y las ansiedades afectan principalmente al tracto gastrointestinal.

En la tercera fase, el prolongado desgaste de energía en la búsqueda de gratificación sexual o en el intento por controlarla mediante el celibato, conduce finalmente a un deterioro mental. Esto puede empezar como confusión o disminución de la memoria por la mañana, y gradualmente progresará a una pérdida de la memoria más marcada y debilidad intelectual. Finalmente, el paciente degenera en un estado de imbecilidad o senilidad. Tales pacientes tienen la probabilidad de terminar en un asilo en fases relativamente precoces.

En el nivel físico, el aspecto Lycopodium es claramente característico. Hay una delgadez marcada en la cara, cuello y parte superior del tórax. Los tejidos parecen consumirse en estas regiones, en tanto que puede acumularse un exceso de grasa en torno al abdomen, caderas y extremidades inferiores. La cara tiende a estar muy arrugada, de forma que refleja la preocupación y ansiedad prolongadas y la preocupación que tienen los Lycopodium acerca de lo que los demás piensen de ellos. El pelo puede encanecer a edad temprana, y la persona puede parecer mayor de lo que es en realidad. El aleteo nasal, tan frecuentemente descrito en los libros, raramente se ve en la práctica, porque se limita principalmente a enfermedades agudas que cursan con disnea (dificultad respiratoria).

La región principal de acción de Lycopodium se centra en los genitales, tracto urinario, sistema gastrointestinal e hígado. Esto incluye trastornos como impotencia, frigidez, nefritis, úlcera péptica, colitis, hemorroides y trastornos hepáticos. El tracto gastrointestinal en particular representa las cualidades vistas en Lycopodium.

Así como hay hinchazón del ego para compensar el sentimiento interior de debilidad, también se produce hinchazón intestinal debido a las digestiones pesadas. El paciente está «lleno de aire» y sufre severamente por ello después de comer. Así como hay énfasis en la gratificación sexual superficial, el paciente Lycopodium busca también frecuentemente gratificación del paladar deseando comida que sea de su gusto —especialmente dulces y ostras—. Esta comparación continúa más allá; el paciente Lycopodium se siente vacío o insatisfecho tras el coito, y se resiente mucho después de autosatisfacerse con una comida basada en la gratificación del paladar. Los pacientes Lycopodium constantemente intentan controlar su deseo por este tipo de placeres.

Las digestiones pesadas son frecuentemente consecuencia de un trastorno hepático. Lycopodium está a menudo indicado en las disfunciones hepáticas y es interesante observar que frecuentemente el hígado se asocia con los trastornos mentales que cubren la imagen Lycopodium.

Por supuesto, Lycopodium puede ser comparado con muchos remedios. Los trastornos causados por la ansiedad anticipatoria durante las intervenciones en público de Lycopodium puede ser comparada con Gelsemium; en Lycopodium se refiere más al estado de sufrimiento que se produce en el momento de la intervención, mientras que Gelsemium se indica más para la ansiedad y síntomas que ocurren horas y días antes. Silicea es un remedio con falta de autoconfianza, pero en general sufre por la incapacidad para enfrentarse con cualquier circunstancia, no sólo las responsabilidades sociales y morales que preocupan a Lycopodium. Calcarea puede tener muchas similitudes con Lycopodium, pero carece de la característica cobardía. Natrum mur. es también un remedio que presenta una imagen externa determinada como compensación a una debilidad interna, pero el estado interior de Natrum mur. es de vulnerabilidad emocional y sentimental más que el sentimiento de incapacidad sentido por Lycopodium.

Magnesia muriatica

Los pacientes Magnesia muriatica son personas que a la larga desarrollan temperamento AGRIO. Tienen una especie de amargura que no es dura ni espinosa. Es una insatisfacción que se muestra vivamente en la expresión facial agria. Debido a la insatisfacción parece que estén siempre con un cierto grado de angustia.

Los pacientes Magnesia muriatica son muy sensibles a cualquier clase de enfrentamiento, tanto si les afecta a ellos como a otra persona. Son pacifistas —siempre intentando pacificar—. No es que sean cobardes; en situaciones bélicas pueden demostrar mucho valor. Su vulnerabilidad es una sensibilidad puramente emocional. Quieren que los demás sean felices y estén contentos, y pueden hacer todo lo posible para lograrlo. Suprimirán sus propias emociones por consideración a los demás —no tanto como Staphysagria, pero también muy intensamente—. Si los padres se pelean, el niño Magnesia muriatica sufre tremendamente e intenta poner paz. Si un adulto tiene subordinados en el trabajo que pelean, se excitará ansiosamente intentando hallar una forma de resolver el conflicto.

Los pacientes Magnesia muriatica tienen también un FUERTE SENTIDO DEL DEBER. Fácilmente cargan con demasiadas tareas, y después se angustian mucho cuando se ven incapaces de hacerlas. Se agotan intentando satisfacer las demandas y entonces surge la incapacidad de dormir adecuadamente.

Este sentido del deber junto con la sensibilidad emocional por los demás, lleva en ocasiones a una gran inquietud y nerviosismo. Con los años, esta inquietud nerviosa provoca dificultades del sueño. En ciertos casos no pueden quedarse dormidos casi hasta la mañana. Otros caen inmediatamente en un sueño profundo —como un tronco, o como un muerto— sólo para despertar en cuatro o cinco horas con la sensación de no haber descansado. En ambos casos se perturba el ciclo normal del sueño, y esta gente sufre tremendamente por ello. Nunca lo consiguen, pero intentan seguir así hasta que finalmente rompen a llorar (lo que les mejora) tienen accesos histéricos o irritabilidad y depresión.

Si imaginamos a tales personas sensibles, pacifistas y comprometidas con el deber, podemos ver fácilmente cómo se vuelven introvertidas y desarrollan un temperamento agrio. Para evitar el ser heridas, se encierran en sí mismas. Pero lo que distingue a los pacientes Magnesia muriatica es que presentan esta apariencia externa de acritud, de insatisfacción. Parecen siempre angustiadas, con los nervios de punta, como si no pudieran aguantar mucho más. Son completamente incapaces de relajarse bajo ninguna circunstancia.

Magnesia muriatica es uno de los principales remedios para el sueño no reparador. Esto puede ser causado por una ansiedad subconsciente, como ha sido mencionado, o por una disfunción hepática. Por supuesto, es bien conocido que Magnesia muriatica es uno de los remedios casi específicos para trastornos hepáticos. Cuando el hígado no funciona adecuadamente, las toxinas se acumulan en el torrente sanguíneo y el paciente despierta por la mañana sintiéndose abatido. No es el tipo de agravación matinal vista en Rhus tox., que afecta específicamente a las articulaciones, que han estado inmóviles durante el sueño. Más bien, los pacientes Magnesia muriatica despiertan sintiéndose abatidos en todo su ser —mentalmente embotados e incapaces de concentrarse en su trabajo, emocionalmente sin vida y físicamente pesados e «intoxicados» (especialmente la cabeza)—. Describen este estado como un letargo, una sensación como si hubieran sido drogados. Puede llevarles media hora sentirse vivos de nuevo, y entonces se sienten «superexcitados» hasta la hora de acostarse.

Magnesia muriatica nos ofrece una oportunidad de oro para estudiar los efectos fisiológicos del fracaso hepático. Es interesante notar que, en general, la gente sensible a los conflictos y que desarrolla una perspectiva «agria» en la vida, tiende a desarrollar patología con el hígado como órgano diana.

Una característica principal de Magnesia muriatica es la agravación al acostarse —especialmente al cerrar los ojos—. El paciente puede sentirse relativamente bien hasta que se acuesta y cierra los ojos para dormir. Entonces, de súbito, se presenta la inquietud. Se agita y da vueltas pero es incapaz de encontrarse cómodo. Finalmente, se levanta y anda un rato. Esto le alivia, y es capaz de volver a la cama.

Esta agravación por acostarse se ve en todos los síntomas de Magnesia muriatica —la ansiedad, el insomnio y los síntomas físicos—, y puede ser un síntoma clave durante un proceso agudo como una gripe. Debido a que Magnesia muriatica es friolero, ansioso e inquieto, se puede pensar en remedios tales como Rhus tox. o Arsenicum. O por tener ardor en la nariz se puede considerar a Kali iodatum, Kali bichromicum, Arsenicum o Allium cepa. Sin embargo, la marcada agravación por acostarse y la mejoría al levantarse llevarán a Magnesia muriatica. El paciente puede tener un catarro nasal tolerable bajo circunstancias ordinarias, pero en el momento en que se acuesta y cierra los ojos empieza a toser y a sofocarse severamente. Se ve forzado a levantarse, lo que le alivia de inmediato. Esto es exactamente lo contrario de Manganum, que se siente aliviado al acostarse.

Otra importante característica de Magnesia muriatica es la agravación por la sal. Probablemente esto explica la agravación de Magnesia muriatica al nadar en el mar. El elemento salino tiene un efecto adverso sobre el metabolismo de estos pacientes en general. Después de nadar en el mar, no sólo se sienten peor en sus síntomas locales, sino completamente agotados.

Magnesia muriatica es intolerante al frío en general. A pesar de esto, puede tener los pies calientes —incluso hasta el punto de sacarlos fuera de las mantas—. Pertenece a un pequeño grupo de remedios que son frioleros pero que sacan los pies fuera; Chamomilla, Phosphorus, Sanicula (Medorrhinum también saca los pies pero no es tan friolero).

Magnesia muriatica es friolero pero se siente mejor al aire libre. También mejora con el movimiento. Como Rhus tox., los pacientes Magnesia muriatica se abrigarán bien y saldrán a pasear al aire libre. Esto puede ser difícil de diferenciar de Rhus tox. en ciertos casos. Como se ha mencionado, al tiro de agravación matinal puede ser un punto clave. Sería muy raro encontrar un paciente Magnesia muriatica que no se agrave en todo su ser por la mañana. También Rhus tox. tiene un fuerte deseo de leche. Magnesia muriatica puede tenerlo también, pero le producirá una agravación importante. La leche le produce una agravación general y también diarrea —heces pulposas, blandas.

A menudo los pacientes Magnesia muriatica tienen deseo de dulces y de frutas, y fuerte deseo de vegetales. Por contra, Magnesia carb. tiene aversión a los vegetales, especialmente a las alcachofas.

Algunos síntomas más que destacan en mi experiencia: Magnesia muriatica prefiere dormir sobre el lado izquierdo, y se agrava sobre el derecho. Puede experimentar fuertes sacudidas o sensaciones como de descargas eléctricas —especialmente acostado—. Todas las magnesias son muy sensibles al más ligero contacto; Magnesia muriatica y Mag. phos. en particular mejoran por presión firme. Puede haber adormecimiento de extremidades durante la excitación —por ejemplo, durante una crisis de irritabilidad o histeria.

No puedo decir mucho sobre Mag. carb. puesto que aún no he reunido suficiente experiencia con ella como para comprender su esencia. Por la experiencia que tengo puedo decir que los pacientes Mag. carb. tienden a ser más reservados desde el principio que Magnesia muriatica. Unas alteraciones características son las neuralgias, especialmente del lado izquierdo. Parece deteriorar los cinco sentidos; pérdida del olfato, de gusto, etc. Como se ha mencionado, Mag. carb. tiene aversión por los vegetales. También afecta al hígado. En mi experiencia, parece más indicado que Magnesia muriatica en niños que no crecen debido a problemas hepáticos, especialmente si tienen heces blancas como el yeso o amarillentas. Los niños Mag. carb. tienen un tipo específico de debilidad que les impide mantener levantada la cabeza. Es un remedio que incluso Kent pareció no comprender plenamente; tendía a usarlo como último recurso cuando otros remedios fallaban por completo.

Medorrhinum

Medorrhinum es un remedio que va de un extremo a otro en su patología a todos los niveles. Parece incapaz de mantener un estado neutral, estable. Es OSCILANTE, INESTABLE, yendo de un extremo de la patología al otro. En un extremo, el paciente Medorrhinum es muy sensible; él o ella buscan aliviar esta sensibilidad y esto lo encuentran en un estado de PROFUSIÓN. Todo se da en exceso —descargas físicas, temperamento, impulsos, sexualidad, etc.—. El otro extremo es un estado de INVERSIÓN, una interiorización de la patología hasta el punto de la supresión, timidez y pérdida de capacidad física, emocional y mental.

En el nivel mental/emocional, el estado Medorrhinum de exceso es casi maníaco —agresivo, violento, feroz—. El sistema nervioso y las emociones están sobreexcitados. Considerando sólo esta situación se puede pensar en remedios tales como Tarentula o Nux vomica (aunque Medorrhinum no llega al extremo de Stramonium).

La misma tendencia se ve en la esfera sexual. Gran parte de la expresión de la patología Medorrhinum se centra en los genitales. El hombre Medorrhinum cuando está en la fase impulsiva, agresiva siempre piensa en el sexo, desea sexo.

Este aspecto extrovertido de Medorrhinum es un extremo. El otro, es producto de una interiorización de toda esta energía, que se bloquea y no es utilizable. El paciente empieza a perder capacidad en los niveles mental, emocional y físico. Muestra una apariencia demacrada y atrófica, incluso puede llegar al marasmo. Los efectos de la supresión a cualquier nivel son más evidentes por este proceso de inversión.

En este estado de colapso el paciente Medorrhinum experimenta una pérdida de capacidad mental. Está débil, confuso, despistado, olvidadizo —no puede recordar palabras, no puede recordar dónde dejó algo—. Al final, esto progresa a una verdadera confusión de ideas. Mientras que antes la mente era profusamente expresiva ahora está embotada, poco clara, carente de poder perceptivo.

Emocionalmente, en vez de permanecer en un estado de extroversión, frenético, las energías se interiorizan y crean un estado de hipersensibilidad, reserva y timidez. Es un estado de tal contraste con el otro que se hace a veces difícil creer que uno está ante el mismo paciente.

En el nivel físico, la fase extrovertida de Medorrhinum se caracteriza por una extrema profusión de secreciones de todas las mucosas —conjuntival, faríngea, uretral, vaginal—. No se ve inmediatamente un extremo opuesto al de estas descargas; en su lugar la patología se manifiesta como una supresión fácil de las secreciones en trastornos más profundos. Las secreciones de Medorrhinum, cuando son suprimidas por tratamientos alopáticos, por ejemplo, pueden derivar en un deterioro de órganos más profundos o afectar a las esferas mental y emocional.

Como se ha mencionado, los extremos de la patología de Medorrhinum pueden manifestarse oscilantemente en el mismo individuo. Es también posible ver estos extremos como estados dominantes en individuos completamente diferentes; uno agresivo y efusivo, otro tímido y reservado —y ambos pueden requerir Medorrhinum.

Es raro hallar en nuestra materia médica un remedio con tan grandes contrastes. Un punto clave a recordar en Medorrhinum es que ambos extremos lo son en un grado PATOLÓGICO, no es una situación en la que hay paroxismos de síntomas y después un retorno a una relativa normalidad. Cuando el péndulo se desplaza va en Medorrhinum al extremo completamente opuesto de la patología.

Por ejemplo, podemos ver un paciente muy aficionado a los animales; si es una situación Medorrhinum, la afición será llevada a un grado extremo. La mascota se vuelve el foco central de la vida del paciente, consumiendo una cantidad de atención y energía increíbles, incluso pudiendo interferir en sus ocupaciones. Otro paciente Medorrhinum puede ser el extremo opuesto. Puede comportarse con una gran crueldad hacia los animales; ata a su perro y lo golpea salvajemente por una minucia. Es una verdadera crueldad; en este estado el paciente disfruta infligiendo dolor a los animales. Más tarde, sin embargo, el péndulo regresa otra vez y el paciente entra en un estado de excesivo remordimiento. (Aversión a los gatos, no puede soportarlos, tiene miedo real a los gatos. Hay un miasma tuberculoso subyacente.)

Son muy sensibles a la belleza, a las cosas bonitas. Un paciente Medorrhinum puede sentirse profundamente conmovido al contemplar flores. No es simplemente la percepción saludable, casual, estética, de una joven en el camino hacia la escuela. Es un estado emocional exaltado —las flores lo son todo para ella—; ¡llegará tarde a la escuela y se arriesga a robar las flores! Por otra parte, los individuos Medorrhinum pueden mostrarse totalmente indiferentes al contemplar flores. No es simplemente una falta de valoración, es un desinterés absoluto hacia la belleza en general.

La oscilación, la irregularidad de Medorrhinum se ve claramente en las fluctuaciones de energía experimentadas por estos pacientes. Trabajan muy bien durante un corto período de tiempo, pero entonces se vienen abajo. Emprenden un proyecto que requiere una cantidad limitada de energía, trabajan enérgica y eficientemente durante dos días y al tercer día son INCAPACES de hacer nada. Si un proyecto requiere un esfuerzo sostenido durante un tiempo prolongado, el paciente Medorrhinum muy probablemente rehusará empezarlo.

En Medorrhinum, los planos mental y emocional están estrechamente entrelazados. No obstante, es posible distinguir fases en el desarrollo de la patología. Al principio hay despiste y confusión en el plano mental. Esta confusión es similar a la de Alumina —una incapacidad de comprender o expresar claramente lo que sucede en el interior—. Gradualmente las funciones mentales se deterioran, hasta que se hace evidente que el paciente puede estar desarrollando una demencia.

En este punto, empezamos a ver los peculiares miedos de Medorrhinum. Por supuesto, tiene miedo a la locura. Sin embargo, un miedo específico que es muy característico es el temor a que alguien camina detrás de él. El paciente puede ir por la calle y súbitamente siente que alguien está detrás de él. Se para y mira, pero no hay nadie. Sin embargo, no puede librarse de esa impresión, se pega a su mente como una especie de «idea fija».

Después, la mente desarrolla una especie de violencia interna. Hay la sensación de como si fuera a producirse una tormenta dentro de la mente. Es una sensación frenética, de dispersión, fuera de control y sentida DENTRO. Es parecida a la sensación de apresuramiento asociada a ansiedad, que vemos en Tarentula, pero más espasmódica. Es como si el embrague de un coche se soltase súbitamente y el motor se acelerase de forma descontrolada. A consecuencia de esto, se produce una distorsión del sentido del tiempo similar a Alumina —el tiempo pasa lentamente.

Cuando es lo suficientemente severa, esta sensación tempestuosa alcanza el punto en que el paciente empieza a perder contacto con la realidad. El paciente siente como si todo ocurriese en un sueño. La mente se vuelve más confusa aún, desconcentrada, dispersa. Considerando la secuencia del desarrollo de los síntomas, se podría conjeturar que Medorrhinum sería muy útil en drogadictos que desarrollan una desorientación temporoespacial.

La violencia interna de Medorrhinum no es aparente para un observador externo. Es algo que se presenta cuando el paciente intenta describir lo que está sucediendo. La mente está internamente desorientada y excitada, pero no de la misma forma que vemos en Lachesis, por ejemplo. Lachesis puede ser muy hiperactiva pero siempre puede pensar en cinco palabras diferentes para describir lo mismo. En Medorrhinum (y Alumina) hay una gran dificultad en describir la sensación; es como si las palabras estuvieran ocultas tras un velo. El paciente se esfuerza mucho tiempo y finalmente sólo encuentra la palabra «violencia».

Para el observador externo, el aspecto opuesto a Medorrhinum puede semejar Phosphoricum acidum: Quiere decir algo pero no puede. Sólo después de profundizar en el caso se presenta el cuadro completo. El «chafamiento» de Phos. acidum es continuo, no fluctuante como en Medorrhinum.

Una característica primordial de Medorrhinum es la mejoría al comenzar las descargas. El paciente se siente completamente bien mental y energéticamente durante una leucorrea, una rinorrea postnasal, o incluso una secreción uretral. Sin embargo, si estas secreciones se suprimen, pueden producir un profundo efecto sobre el organismo. Puede haber debilitamiento, pérdida del tono de piel y músculos y disminución de la energía y de la función mental y emocional. Además, tras la supresión de las secreciones orgánicas, a menudo aparecen verrugas.

El efecto de la supresión no afecta sólo al paciente; puede así mismo transmitirse a las generaciones siguientes. En este sentido, Medorrhinum está frecuentemente indicado en niños emaciados nacidos de padres muy afectados por el miasma sycótico. Estos niños no crecen bien. Tienen una piel muy fina con un color blanco enfermizo. Carecen de apetito, y al final sufren de malnutrición.

Hay varios síntomas que caracterizan Medorrhinum en el nivel físico. Padecen muchos dolores reumáticos y artríticos. Particularmente, en los pacientes Medorrhinum que sufren de procesos reumáticos hay a menudo una gran sensibilidad en las plantas de los pies; son tan delicadas que el paciente no puede andar.

Cuando se suprimen las secreciones en Medorrhinum, la dirección que toman los síntomas es característica. Primero se afectan las mucosas, después las articulaciones y finalmente el corazón (considerando por supuesto sólo el nivel físico; concomitantemente pueden ocurrir cambios más profundos emocionales o mentales). Junto a Lycopodium y Ledum, Medorrhinum es uno de los remedios a recordar en las enfermedades cardíacas debidas a una infección estreptocócica o a una artritis reumatoide. Además, me permito comunicar una precaución especial: al dar Medorrhinum a pacientes con patología cardíaca importante, o a pacientes por encima de la edad funcional de sesenta años o así, no hacerlo con una dosis inicial más alta de la 200; este aviso proviene de algunas experiencias muy desafortunadas.

Los síntomas Medorrhinum mejoran característicamente al anochecer, al llegar la oscuridad. Esto se aplica a síntomas en los tres niveles. Este tipo de paciente muy probablemente dirá: «Definitivamente, soy una persona nocturna. No me pida hacer ningún trabajo durante el día».

Por supuesto, Medorrhinum es famoso por su mejoría en el mar; de nuevo, esto se aplica a los tres niveles del organismo. En regiones cercanas al mar, éste puede ser un síntoma guía muy útil. Se debe ser cuidadoso, sin embargo, en distinguir una verdadera mejoría por el mar de una mejoría por la *frialdad* del mar —como vemos en Pulsatilla—. En el *Repertorio*, Medorrhinum aparece en varias rúbricas de deseos y adversiones alimentarias. En mi experiencia, los síntomas guías más útiles aquí son el deseo de naranjas y de zumo de naranja.

En su esencia, Medorrhinum nos ofrece un excelente ejemplo de la necesidad de una profunda y cuidadosa toma y análisis del caso. En diferentes aspectos, Medorrhinum puede ser fácilmente confundido con muchos otros remedios. Por ejemplo, el estado mental puede parecer casi idéntico a Alumina —especialmente cuando se ve al paciente sólo en la consulta, aislado de los estímulos ordinarios—. Debemos aprender a *visualizar* a la persona en su vida. Todo paciente parece un santo durante una consulta médica. Por tanto, debemos aprender a captar cada pequeña indicación. Quizá estimulados por un brillo en el ojo o una inflexión en la voz, examinamos más a fondo descripciones, más otra ejemplos ordinarios, etc.

Al final el paciente puede admitir que ha habido algunas ocasiones en que perdió la paciencia y golpeó a otra persona o a animales. Es sólo tras indagar más, sin embargo, cuando uno puede obtener una imagen clara de Medorrhinum.

Tomemos como ejemplo a Nux vomica. Tiene agresividad, impulsividad y crueldad, que podría parecer Medorrhinum en su fase extrovertida. Sin embargo, en Nux vomica éste es usualmente un estado muy controlado. Es cólera controlada. Cuando hay crueldad, Nux vomica tiene una mala intención CALCULADA, que no es típica de Medorrhinum.

Tarentula es un remedio con el mismo estado de apresuramiento. Es una sobreexcitación del sistema nervioso central que no puede ser controlada por el paciente. En Tarentula, sin embargo, es un estado continuo que finalmente lleva al colapso. En Medorrhinum, el desarrollo es mucho más irregular.

Estos enérgicos remedios pueden ser diferenciados fácilmente de Medorrhinum por el hecho de que Medorrhinum va al extremo opuesto de la patología. Medorrhinum se vuelve reservado, tímido. A este respecto, de algún modo, es parecido a Thuja. Ambos fingen ante los demás —quieren mostrarse diferentes de como realmente son.

NOTAS ADICIONALES

Sensación de apresuramiento interior. Van de aquí para allá diciendo: «¡Tengo que hacer esto, tengo que hacer lo otro!», pero cuando hacen algo no son metódicos, sistemáticos.

Deseo de bebidas. Deseo de sal, dulces y grasa; pensar en Medorrhinum con una combinación así. (Deseo de queso —los principales remedios son Puls., Cist. Can., Ign., Hyst.)

Los niños desarrollan erupciones rojas, ardientes en torno al periné, que hace que se quejen continuamente.

Los remedios sycóticos empeoran con la humedad. En Medorrhinum, sólo con sentarse cerca del mar mejorarán.

Comparar con Syphilinum, mucho más lento e insidioso. Diferente en su destructividad. Medorrhinum es fluctuante, agresivo e impulsivo. Syphilinum tiene también perversiones sexuales; viene de una profunda causa miasmática, de generación en generación; empezando a edad muy joven (v.g. homosexual), mientras que Medorrhinum puede llegar más tarde a ello debido a su pulsión por el sexo. Syphilinum nace, Medorrhinum se hace. Medorrhinum puede cometer un asesinato en un acceso de pasión.

Mercurius solubilis

El estudio de Mercurius es un excelente ejemplo de cómo el concepto de la esencia de un remedio puede aclarar una aparentemente abrumadora cantidad de datos. Siendo Mercurius uno de los remedios más extensamente experimentados y ampliamente usados de la materia médica, presenta un formidable cortejo de síntomas para el estudiante principiante; es un verdadero tratado de estados patológicos. Sin embargo, después de un largo y meditado estudio sobre la materia médica, gradualmente se es capaz de discernir un hilo, un tema que impregna el remedio. Una vez comprendido esto, todos los «datos» ocupan su sitio en una imagen única.

En Mercurius, no hay una palabra o una frase simple que describa adecuadamente ese hilo. La idea básica es que hay una falta de capacidad de reacción unida a unas funciones inestables e ineficaces. El organismo sano tiene un mecanismo de defensa, una reactividad que le capacita para crear un equilibrio estable, eficiente frente a la exposición a los innumerables estímulos físicos y emocionales del entorno. En Mercurius, este poder reactivo está debilitado, haciéndose inestable y vacilante en sus funciones. Virtualmente todos los estímulos son absorbidos por el paciente sin la adecuada defensa, produciéndose un estado patológico.

La falta de capacidad defensiva produce en el paciente Mercurius una susceptibilidad a todo. Conforme repasamos la materia médica hallamos que el paciente Mercurius se AGRAVA por todo —calor, frío, aire libre, clima húmedo, cambio de tiempo, calor de la cama, transpiración, ejercicios, diversos alimentos, etc.—. Por contra, parece haber muy pocas mejorías; muy pocas cosas pueden ser absorbidas por el paciente que le produzcan bienestar, porque el organismo es incapaz de ajustarse adecuadamente a nada. Como demostración interesante (aunque no es un método de estudio generalmente recomendado) se puede repasar la sección de Generalidades del *Repertorio* buscando el número de rúbricas en que aparece en itálicas o en negrita agravado o mejorado por influencias físicas; sólo hay siete mejorías (cinco de las cuales relacionadas con el hecho de acostarse), mientras que hay cincuenta y cinco rúbricas de agravación. Debido a esta extrema vulnerabilidad, vemos que el paciente Mercurius tiene un estrecho margen de tolerancia hacia todo; por ejemplo, el paciente estará cómodo solo en un muy margen de temperaturas, sintiéndose mal incluso por un ligero acaloramiento o enfriamiento.

La intolerancia al calor y frío ilustra la inestabilidad que caracteriza la debilidad particular de Mercurius. Como mencionó Kent, el paciente es un «termómetro» vivo. En un momento sufre el frío y busca el calor, pero una vez calentado se agrava también. Esto es cierto no sólo durante una fiebre, sino también de forma crónica. Hay también una debilidad e inestabilidad en la expresión emocional; se produce una alternancia de llanto con risa. A diferencia de Ignatia, en quien este síntoma es una manifestación de un estado histérico por emociones incontroladas, el llanto/risa de Mercurius se debe más a una inestabilidad mecánica. Al llorar, Mercurius siente que le viene una emoción que le hace oscilar al extremo opuesto, reír; mecánicamente, risa y llanto pueden a menudo ser muy similares, y la inestabilidad Mercurius hace oscilar al paciente de un estado al otro fácilmente.

La inestabilidad Mercurius, su ineficacia funcional, puede ser ilustrada reflexionando sobre el estado físico del mercurio. Si uno rompe un termómetro de mercurio, descubre que éste parece existir en un estado entre líquido y sólido. Fluye como líquido, pero aun así tiende a mantener su propia forma hasta cierto punto como un sólido. Si intentas cogerlo con los dedos resbala; no puede ser cogido como un sólido, y no se pega a la piel como un líquido. En su forma física, Mercurius es errático en su funcionamiento, así como inestable e ineficaz en su estado patológico.

Vemos así que la debilidad Mercurius no es como la de otros remedios. Arsenicum puede presentar postración, pero es completamente diferente de la inestabilidad de Mercurius. Por supuesto, Arsenicum comparte muchos síntomas patológicos específicos similares, pero la intolerancia al frío de Arsenicum se alivia con el calor; también es cierto que mentalmente Arsenicum muestra mucha más capacidad de reacción —ansiedad, inquieta actividad de la mente, perspicacia—. Stannum, Helonias y Baptisia son otros remedios con una severa disminución de la capacidad de reacción, pero no con la inestabilidad e ineficacia de Mercurius.

Esta debilidad de reacción Mercurius no es un suceso súbito. Es un proceso lento, insidioso, que puede ser difícil para el paciente, y por tanto para el homeópata, percibirlo en fases precoces. Progresa tan lentamente, que el paciente apenas nota la vulnerabilidad a los estímulos. En el momento que el paciente consulta al homeópata por un trastorno particular, la vasta cantidad de síntomas han sido olvidados, no siendo reconocidos ya como anormales. Habiendo aprendido a adaptarse al estrecho margen de tolerancia a las cosas, el paciente comenta sólo los síntomas inmediatos que le traen a la consulta. En fases precoces, se necesita interrogar de forma hábil, reflexiva y sin prisas para extraer síntomas homeopáticos de los que el paciente mismo puede no ser consciente que son diferentes a los de los demás.

Por ser el estado mental el centro de la persona, describamos en detalle las fases del desarrollo de la patología en el plano mental. El primer efecto observado es la lentitud mental de Mercurius. El paciente es lento en responder preguntas (como Phosphorus y Phosphoricum acidum, así como otros remedios). Es lento en comprender lo que está sucediendo, o lo que se le pregunta. Esto al principio no es confusión mental, o mala memoria, sino una auténtica lentitud, una incomprensión, una especie de estupidez. Calc. carb., también es mentalmente lento, pero Calcarea es una persona inteligente; una vez comprendida, Calcarea es capaz de usar la idea eficientemente. Mercurius es lento de mente y pobre en comprensión.

La mentalidad Mercurius tiene una especie de ineficacia en la acción. Mercurius es uno de los remedios caracterizados por apresuramiento e inquietud, pero es un apuro en el que la persona no acaba nada. Una tarea que llevaría media hora realizarla, le llevará hora y media al paciente Mercurius. Remedios como Tarentula, Sulphuricum acidum, Nux vomica y Natrum mur. son también apresurados en grado patológico, pero sin embargo, sus actividades son productivas y eficaces.

La segunda fase se caracteriza por la impulsividad. La mente Mercurius, debido a la vulnerabilidad a los estímulos externos e internos, es incapaz de mantenerse concentrada puramente en una dirección particular. La persona sana es capaz de concentrarse en un asunto a pesar de los muchos pensamientos e ideas casuales que intentan invadirle. La mente Mercurius no tiene la fuerza suficiente para tanta concentración. Todo pensamiento casual que asoma a la mente se convierte en algo a lo que el paciente necesita responder. Esto se relaciona con la ineficacia mental, pero se hace incluso más extrema al progresar la patología. Con el tiempo, el paciente Mercurius se hace susceptible a todo tipo de impulsos concebibles. Puede tener un impulso de golpear, de romper cosas, de matar a alguien por una ligera ofensa, incluso de matar a una persona amada. (Mercurius, Nux vomica y Platina son los únicos remedios listados para este impulso.)

Estos impulsos, sin embargo, no son fácilmente reconocibles para el médico. El paciente Mercurius siente deseos pero los controla. Es un individuo cerrado, lento en responder, reacio a revelar a otros lo que siente. Tiene suficiente intuición para reconocer su vulnerabilidad a los estímulos e impulsos. Reconociendo que esta susceptibilidad puede acarrearle trastornos, simplemente los mantiene dentro, no permitiendo que sean socialmente visibles. Es una estrategia frágil; la persona sigue igual de vulnerable y debe dedicar mucha energía para mantenerse bajo control.

Al progresar la patología a la tercera fase, la ineficacia mental, la pobre comprensión, la impulsividad y vulnerabilidad acaban finalmente en un estado paranoide. El paciente se siente tan vulnerable que empieza a percibir a todos como enemigos. El frágil mecanismo de control no ha tenido éxito, de modo que inevitablemente percibe a todos como adversarios de quienes debe defenderse.

En este punto, el paciente no está realmente loco, pero puede sentir que se está volviendo así, y puede tener miedo a la locura, particularmente de noche.

En la fase final de la patología mental, no vemos el desarrollo de una locura evidente como vemos en muchos remedios. En Mercurius, la falta de reactividad es tan extrema que incluso no puede generarse un estado de locura. En su lugar se desarrolla imbecilidad. Es como si el cerebro se hubiera reblandecido, y fuera incapaz de reaccionar en absoluto. Todos los estímulos son absorbidos, pero ya no son comprendidos.

La secuencia de eventos en el desarrollo de la enfermedad en Mercurius en los niveles físico y mental es uno de los clásicos ejemplos de progresión de la patología tan bien comprendida por la ciencia homeopática. Aunque Mercurius puede afectar a todo el sistema orgánico, vemos más comúnmente que sus «órganos diana» parecen ser primero la piel y mucosas, luego la médula espinal y finalmente el cerebro. La lenta e insidiosa progresión de la enfermedad a través de estos órganos trae a la mente la posibilidad de que Mercurius tenga una afinidad particular por las estructuras ectodérmicas. Como bien sabe la biología, el embrión se diferencia en tres líneas tisulares: ectodermo, mesodermo y endodermo. Cada una deriva en funciones diferentes en el organismo maduro. Las estructuras ectodérmicas incluyen en particular la piel, mucosas cerca de la superficie, ojos y sistema nervioso. Éstas son las estructuras por las que tiene afinidad Mercurius.

La debilidad de la reacción defensiva es evidente en toda la sintomatología física de Mercurius. Como se mencionó antes, los pacientes Mercurius tienen uno de los más estrechos márgenes de tolerancia al calor y al frío. Por la debilidad del mecanismo de defensa, hay gran inestabilidad en el sistema Mercurius. Esto es evidente en una variedad de síntomas físicos para los que es bien conocido.

Uno de ellos es su facilidad de transpirar, sin sentirse aliviado por ello. La transpiración es una función normal destinada a enfriar el cuerpo cuando está sobrecalentado, y también para excretar productos tóxicos. En Mercurius, sin embargo, el más ligero estímulo o ejercicio produce transpiración debido a su hipersensibilidad. Es una hiperreacción a un estímulo mínimo. Después, incluso la transpiración misma se vuelve una causa de agravación debido al estrecho margen de tolerancia.

La falta de capacidad de reacción es la causa subyacente de la característica agravación Mercurius por la supresión de las secreciones, como la otorrea u otros trastornos supurativos. En Mercurius, esta supresión ocurre muy fácilmente por el tratamiento ortodoxo. A diferencia de la defensa saludable que tiene el poder de restablecer la secreción en la misma u otra forma, el sistema Mercurius simplemente absorbe la influencia morbosa, derivando la patología a un nivel más profundo.

Hay una tendencia a las supuraciones crónicas de todo tipo, supuraciones que pueden durar muchos años. Simplemente, no hay suficiente fuerza defensiva para eliminar la infección, de modo que se estanca en un «punto muerto», hasta que el alópata interviene y suprime la infección desplazándola a un nivel más profundo.

Hay mucha ulceración, particularmente de la piel y mucosas (aftas) en Mercurius. Son ulceraciones fagedénicas, úlceras que el cuerpo no tiene la capacidad de curar y por tanto se extienden de forma lenta sobre áreas cada vez más extensas.

Cuando se establece una supuración o ulceración en Mercurius, no hay suficiente fuerza para curarlas, de manera que se produce una descomposición progresiva. Esto es muy evidente en el terreno gingival que produce una debilidad de la dentadura, la formación de bolsas de pus y un olor muy ofensivo. Los característicos olores ofensivos de Mercurius son producidos por la descomposición inevitable en un organismo que carece de fuerza reactiva.

Tal como hemos visto con la transpiración, que se produce por la hipersensibilidad del sistema a cualquier carga impuesta sobre él, vemos también un proceso similar en la excesiva salivación de Mercurius. El estómago es afectado por cualquier influencia, y, después, incluso el más ligero desarreglo produce una excesiva salivación. La salivación puede verse en cualquier momento del día o de la noche, pero es más marcada durante la noche, un tiempo de agravación típico de Mercurius. Debido a esta baja reactividad, el paciente es fácilmente debilitado por cualquier influencia durante el día, hasta que finalmente ésta se hace más evidente por la noche; dolores óseos, síntomas inflamatorios, trastornos del sistema nervioso, el temor a la locura y la salivación empeoran de noche.

Como fase intermedia en su progresión desde la superficie del cuerpo al cerebro, la patología Mercurius ataca a la médula y el sistema nervioso periférico, produciendo temblor, particularmente en las manos. Este temblor puede ser diagnosticado como enfermedad de Parkinson o arteriosclerosis, pero su causa fundamental en un caso Mercurius es la debilidad defensiva y la consiguiente inestabilidad funcional. El paciente encuentra que es incapaz de coger un vaso en sus manos sin derramarlo, salvo que asegure su codo o antebrazo. Este temblor es característicamente simbólico de la esencia Mercurius. La falta de reactividad —la debilidad frente a todo estímulo tan fácilmente absorbido en el sistema— produce al final una inestabilidad en las funciones normales. Así como el mecanismo de control de la temperatura oscila de acá para allá entre ligeros extremos de calor y frío, intentando continua e ineficazmente compensar la situación, así también la mano oscila de acá para allá en un intento ineficaz de hacer su función normal —de ahí el temblor.

Una vez es comprendida esta esencia de la imagen Mercurius, se pueden releer las Materias Médicas y descubrir que el laberinto de datos encaja ahora en un sencillo y coherente cuadro.

Natrum muriaticum

La característica principal que subyace en la patología de Natrum muriaticum es la introversión surgida de un sentimiento de gran vulnerabilidad al daño emocional. Los pacientes Natrum muriaticum son muy sensibles emocionalmente; experimentan el daño emocional de otros y sienten que toda forma de rechazo, ridículo, humillación o pena sería personalmente intolerable. En consecuencia levantan un muro de invulnerabilidad, se encierran en su propio mundo y prefieren mantener el control sobre sus circunstancias. Evitan ser heridos a toda costa.

La persona susceptible a desarrollar el tipo de patología Natrum muriaticum es emocionalmente sensible y vulnerable, pero clara y fuerte en los niveles mental y físico. Mentalmente tienen un alto grado de objetividad y conciencia, así como gran sentido de la responsabilidad. Por tal motivo tienden a convertirse en el oído compasivo que los demás buscan cuando están apenados. La sensibilidad emocional y el sentido de la responsabilidad llevan fácilmente a tales personas a los campos de la asesoría, psicoterapia, sacerdocio, etc. Cuando escuchan compasivamente los sufrimientos de alguien, mantienen su objetividad y aparentan ser muy fuertes. Sin embargo absorben internamente el dolor de los otros y meditan sobre ello después; en particular se preguntan: «¿Cómo reaccionaría yo en tal situación? ¿Cómo me lo tomaría?».

A lo largo de la vida, los individuos con tendencias Natrum muriaticum experimentan profundamente toda impresión, acumulando conciencia y comprensión por encima de la de su propia edad. Son fuertes y gustan de enfrentarse a circunstancias difíciles, incluso las que implican riesgo emocional. Al principio le gusta la compañía y se nutren del contacto emocional con los demás. Disfrutan del afecto recibido de los otros —en verdad, internamente lo esperan y piden, aun cuando ellos mismos no expresen afecto con facilidad—. Son tan sensibles que les hiere el más ligero comentario o gesto que pueda implicar rechazo o ridículo. Los adolescentes Natrum muriaticum, por ejemplo, son reacios a las citas por miedo al rechazo. Incluso los desaires imaginarios pueden causarles sufrimiento. Tras ser heridos varias veces aprenden a ser cautos. Se lo pensarán dos veces antes de verse implicados en una experiencia emocional. Se vuelcan en actividades solitarias, emocionalmente «seguras», v.g. leer libros (habitualmente de ficción romántica o sobre temas con valor práctico en las relaciones humanas), escuchar música, cavilar sobre ideas y fantasías.

Pueden estar completamente satisfechos en su aislamiento. Tienden a ser autosuficientes, deseando resolver los problemas por sí mismos sin confiar en la ayuda de otra persona. Gradualmente llegan al extremo de no necesitar contacto con el mundo exterior. Si alguien entra en su mundo privado, solitario, pueden sentirse ofendidos. Su interés primordial en la vida llega a ser «no herir y no ser herido».

El resultado del dolor emocional en sí mismos o en otros, será el fin del mundo para ellos; son absolutamente incapaces de infligir conscientemente dolor a los demás. Por este motivo se vuelven muy serios. No pueden gastar bromas que inadvertidamente puedan ridiculizar a alguien. Pueden parecer sumamente objetivos y fríos ante los demás porque intentan así no revelar su propia vulnerabilidad emocional y no producirles daño. Esto, unido al sentido de responsabilidad de Natrum muriaticum, resulta en un sentimiento de culpabilidad, que es un poderoso factor motivador en sus vidas.

Físicamente, los niños con tendencias Natrum muriaticum tienden a ser delgados y delicados. Es común ver una línea horizontal fina y precisa, dividiendo el párpado inferior en dos. Esta línea se ve comúnmente en chicas jóvenes con carácter histérico; otros remedios con esta línea son Asafoetida, Lilium tig. y Moschus. Además, puede haber una fisura característica en la mitad del labio inferior.

El niño Natrum muriaticum es muy sensible a la disarmonía. Si los padres se pelean el niño puede no reaccionar inmediatamente pero sufrirá por dentro, quizá al extremo de desarrollar una afección física.

Generalmente tales niños se portan bien; no es necesario una disciplina rigurosa, porque una simple mirada desaprobatoria bastará.

La tendencia histérica en niños Natrum muriaticum se ve fácilmente cuando son reprendidos con severidad. Reaccionan entonces en grado extremo, cayendo al suelo en un berrinche, pataleando y gritando. Las palabras de consuelo, o restablecer su confianza no sirve, incluso pueden empeorarles; continuarán con el berrinche hasta que decidan parar por sí mismos.

A edad más avanzada, la tendencia histérica se muestra de otra forma. Ordinariamente, las personas Natrum muriaticum no expresan fácilmente la emoción; no lloran fácilmente, por ejemplo, cuando se apenan. Ante estas situaciones, pueden permanecer impasibles. Sin embargo, cuando están nerviosos o bajo un estado de tensión, tienden a reírse ante situaciones serias; posteriormente pueden pasar a reírse de forma histérica y cuando esta risa se vuelve incontrolable se convierte en un llanto histérico.

Los adolescentes tienden a estar callados y apartados, pero con un sentido de responsabilidad y de integridad. En una fiesta se sientan a un lado recreándose en observar a los demás e imaginando lo que experimentan. Si se sienten atraídos por alguien no flirtean. En verdad, pueden parecer no prestarle atención en absoluto, sólo observan a la otra persona con el rabillo del ojo. Fantasean con que la otra persona se siente igualmente atraída y exageran romántica y desproporcionadamente toda la situación. A esto se refiere Kent cuando dice que una chica que necesita Natrum muriaticum se enamorará fácilmente de un hombre casado o de alguien inalcanzable. Esto le produce una intensa angustia y pena, y el resultado es una mayor introversión.

Desarrollan intensos apegos emocionales y sentimentales por la gente, pero ellos no muestran sus sentimientos. Una hija puede tener un profundo sentimiento hacia su padre sin que nadie más lo sepa. Entonces el padre muere. La hija sufre en silencio, se encierra en su habitación y llora sobre la almohada. Para sorpresa de cuantos la rodean, que no comprenden la intensidad de su afecto, se vuelve muy introvertida, sólo queriendo estar a solas con sus libros y su música. No hay lamentos ni llantos delante de los demás —quizá ocasionales suspiros—. Este estado interno continúa hasta que finalmente se rompe. Entonces aparecen sollozos incontrolados, histéricos, con agitación de todo el cuerpo, espasmos, temblores. Tal estallido dura generalmente poco tiempo, pues rápidamente recupera el control y la compostura.

La primera fase de la patología en Natrum muriaticum aparece en el nivel físico. Pueden padecer gastritis, artritis, migraña, úlcera maligna o herpes en el labio inferior. Como cabría esperar, es probable que tales condiciones ocurran tras un período de introversión después de una pena o humillación severas.

Por otra parte, el paciente puede volverse histéricamente reactivo a toda influencia del entorno —hipersensible al ruido, a la luz, al humo del tabaco, etc.—. Son frecuentes en tales pacientes las alergias y los eccemas.

También son muy frecuentes en Natrum muriaticum los trastornos neurológicos. Por ejemplo, son frecuentes las neuralgias que afectan al ojo izquierdo o a nervios intercostales izquierdos. La esclerosis múltiple responde a menudo a Natrum muriaticum, cuando la totalidad de síntomas se corresponden. También pueden sufrir cardiopatías, pero tienden a manifestarse como arritmias y palpitaciones —desencadenadas por la influencia del sistema nervioso sobre el corazón.

Es durante las fases más precoces de la patología cuando se ven algunos de los más conocidos síntomas claves de Natrum muriaticum. El paciente tiene marcado deseo de sal, aversión por la comida viscosa y grasa también al pollo. Característicamente hay intolerancia al calor, sensibilidad a la luz y agravación (en particular de cefaleas y piel) por el sol. Esto es cierto en grados variables para todos los Natrums, pero igualmente está más o menos expresado en Natrum muriaticum. La agravación de Natrum muriaticum por el sol y la luz no es tan marcada como en Natrum sulph. y su agravación por el sol no es tanta como en Natrum carb. El paciente Natrum muriaticum puede ser sensible al calor y al frío, generalmente más al calor. Es menos sensible al calor que N. sulph., y menos sensible al frío que N. carb.

Un síntoma característico de Natrum muriaticum es la incapacidad de orinar o defecar en presencia de otros. Esto viene del miedo al ridículo, que produce una contracción de los músculos esfinterianos, que sólo se relajarán cuando el paciente esté solo.

Al ir aumentando la vulnerabilidad emocional de forma patológica, el paciente se deprime. Es una depresión inconsolable que puede volverse suicida. Supongamos, por ejemplo, que un hombre joven experimenta un rechazo o pena severos; se retira a su habitación y pone la música más triste que encuentra. Esa música no está destinada a aliviar la depresión, sino más bien aumentarla. El paciente se revuelca en la depresión. Si algo ha ido mal lo exagera desproporcionalmente. No permite la ayuda de nadie e intenta resolver el problema por sí mismo. Finalmente, en este punto, cuando la depresión empieza a ceder y recupera una perspectiva de la vida más apropiada, la música alivia al remanente de la depresión. En este sentido la música puede agravar o mejorar a Natrum muriaticum, según las circunstancias.

Esta forma de depresión es una especie de reacción histérica. Ordinariamente, el paciente Natrum muriaticum es objetivo mientras puede mantener el control sobre las emociones; pero cuando el control emocional cede, el paciente se vuelve irracional y la esfera emocional lo domina todo.

Cuando la patología progresa más allá de la fase de depresión, el paciente comienza a experimentar una periodicidad de los síntomas físicos y alternancias del humor.

Los trastornos físicos se presentan a veces a intervalos predecibles. De ahí que Natrum muriaticum esté indicado a menudo en pacientes que han padecido malaria en el pasado o que han sido afectados adversamente por compuestos de quina; también puede ser útil en pacientes en cuya familia ha habido malaria. Los ataques de migraña vistos a menudo en Natrum muriaticum tienden a presentarse en momentos fijos, normalmente entre diez de la mañana y tres de la tarde. De forma similar, los ataques de asma tienden a ocurrir entre cinco y siete de la tarde.

El humor oscila entre una depresión irracional y un optimismo irracional. Cuando la objetividad del paciente se afecta, todo se lleva al extremo en el nivel emocional.

En esta fase, algunos de los síntomas físicos característicos pueden desaparecer gradualmente. Conforme la patología progresa a niveles más profundos, puede no haber ya deseo de sal, aversión a comida viscosa o grasa, agravación por el sol, etc. La desaparición de estos rasgos es directamente proporcional a la progresiva profundización del estado patológico. A menudo será necesario que el homeópata interrogue al paciente sobre tales síntomas no sólo en el presente, sino también en el pasado.

Cuando la patología alcanza el nivel emocional, el primer temor que aparece es la claustrofobia. En fases precoces, los pacientes Natrum muriaticum disfrutan de relativa libertad emocional y se toman a mal cualquier limitación impuesta por otros. Más adelante, su propia vulnerabilidad hace que se cierren en sí mismos. Cuando perciben la misma clase de limitación en el exterior (v.g., lugares cerrados o estrechos) como la que han creado dentro, se vuelven temerosos.

Junto a la claustrofobia se produce una rigidez en los planos mental y emocional. El paciente desarrolla ideas fijas; las cosas se ven en términos de bueno o malo, verdadero o falso, correcto o incorrecto, práctico o no práctico.

Con el tiempo aparece una ansiedad hipocondríaca por la salud, en particular en relación con enfermedad cardíaca. Esta hipocondría se relaciona con el fastidio visto en Natrum muriaticum. El paciente se ve empujado por la necesidad compulsiva de evitar la contaminación —siempre limpiando, lavándose las manos, desinfectándolo todo—. En Natrum muriaticum el fastidio es específicamente miedo a la infección microbiana, y no tanto el sentimiento de asco visto en otros remedios (Sulph., Puls., Merc., Phos., Mezereum). Así mismo, en Natrum muriaticum la ansiedad por la salud es mucho menos significativa que la hipocondría, que es más que ansiedad —atención compulsiva a los detalles de la salud.

Finalmente, incluso los compulsivos mecanismos de control ceden completamente, y la persona expresa abiertamente todo lo que previamente había rechazado. Se vuelven impúdicos, exhibicionistas, hablan obscenamente, etc. En la fase final, los pacientes Natrum muriaticum, por lo general, no pierden el control hasta el punto de desarrollar una locura total, pero pueden tener una conducta desvergonzada.

Natrum muriaticum es un remedio de acción tan profunda y tan comúnmente indicado en nuestro mundo occidental, que hay muchos otros remedios con los cuales puede ser comparado.

IGNATIA, por supuesto, es el más próximo a Natrum muriaticum. En muchos aspectos son virtualmente idénticos. Por tal razón a menudo se sustituye el uno al otro en casos particulares. Generalmente, Ignatia actúa más superficialmente y estará más probablemente indicado en casos en los que las reacciones del paciente sean más superficiales. Los pacientes Natrum muriaticum tienen mayor fuerza, pueden aguantar más tensión emocional y shocks más intensos sin enfermar. En Ignatia la persona se viene abajo con una tensión relativamente pequeña. Además, la patología de Ignatia no afecta tan fácilmente el nivel físico. Así, Ignatia está más indicada en reacciones emocionales tras penas ordinarias experimentadas en la vida, mientras que Natrum muriaticum está más frecuentemente indicado en casos de extraordinaria tensión, en particular los que causan una afección a nivel físico.

El paciente Ignatia siente frecuentemente constricción en la garganta o al respirar, en especial como consecuencia del shock emocional. El característico suspiro de Ignatia es un intento de aliviar esta sensación de constricción. Ignatia llora más fácilmente y es más propensa a llorar durante la entrevista homeopática que Natrum muriaticum. Tras una pena, la paciente Ignatia es menos propensa a padecer insomnio que Natrum muriaticum.

Con frecuencia, en particular cuando predominan los síntomas físicos, puede resultar difícil diferenciar PHOSPHORUS de Natrum muriaticum. Físicamente ambos tienen aspecto similar —delgado, sensible, quizás incluso hipertiroideo—. La diferencia principal reside en si el paciente es abierto o cerrado. La persona sensible que tiende a ser más contenida y evasiva, que se reclina en la silla al describir sus síntomas, es más probable que necesite Natrum muriaticum. El paciente Phosphorus, por otra parte, es muy abierto y expresivo emocionalmente, con tendencia a inclinarse hacia delante y cautivar al entrevistador en el contacto personal.

LILIUM TIG. es un remedio muy histérico, como Natrum muriaticum. Si un paciente Lilium tig. experimenta rechazo o humillación, sin embargo, hay una reacción instantánea, impulsiva; por otra parte, el paciente Natrum muriaticum sufrirá por dentro y esperará mucho tiempo antes de estallar en una reacción histérica. Lilium tig. es más propenso a ser rencoroso y cruel durante tal reacción, mientras que la persona Natrum muriaticum se causará dolor a sí mismo antes que hacérselo a algún otro.

MOSCHUS es otro remedio histérico, pero la diferenciación es fácil. Este tipo de histeria está concebida para que otros miren. Es manipulativa, un intento de chantajear emocionalmente a los demás hacia la respuesta deseada. Natrum muriaticum más bien ocultará cualquier reacción tanto como sea posible.

PULSATILLA se confunde a veces con Natrum muriaticum. Ambos son intolerantes al calor, se agravan con el sol y tienen aversión por las grasas. Sin embargo, Pulsatilla es muy expresiva emocionalmente, dando afecto en seguida. Cuando una paciente Pulsatilla llora (lo que ocurre con facilidad) es un llanto «dulce» y tierno, mientras que el llanto de Natrum muriaticum es un sollozo espasmódico, estrepitoso, que sacude todo el cuerpo. Los pacientes Pulsatilla que sufren buscarán activamente ayuda de otros y dependerán de ellos; Natrum muriaticum tiene más autoconfianza, prefiriendo resolver los problemas por sí mismo.

LYCOPODIUM es un remedio que exhibe una fachada externa como reacción a un estado interno de debilidad y cobardía. Natrum muriaticum es fuerte, pero emocionalmente vulnerable a ser herido.

SEPIA se relaciona estrechamente con Natrum muriaticum. Particularmente en niños puede resultar difícil distinguirlos. Los niños Sepia son muy sensibles y mucho más excitables que Natrum muriaticum. En su estado de excitación pueden ruborizarse y volverse hiperactivos. En el adulto es como si el paciente Sepia hubiera sido afectado por esta excesiva excitabilidad, volviéndose cansino, mentalmente embotado y apático. Natrum muriaticum siente afecto pero no lo expresa fácilmente. Sepia fundamentalmente lo ha perdido. La paciente Sepia es más probable que sea rencorosa y cruel, disfrutando al herir a los otros; esto sería impensable para Natrum muriaticum.

Nitricum acidum

Es difícil encontrar una palabra que defina al paciente Nitricum acidum, pero si hubiese que elegir una, sería «pelma». Es la impresión que dan a los demás, debido al constante estado interno de INSATISFACCIÓN; estos pacientes siempre se sienten insatisfechos y tristes. Nunca se sienten complacidos, incluso bajo las circunstancias más alegres. En este sentido llegan a ser considerados como una inadecuada compañía para los demás; no es nada agradable estar con ellos, y es por eso que los demás les consideran «pelmas».

Consideremos las diferentes fases de la patología Nitricum acidum, que presenta una intrincada imbricación de los planos físico, emocional y mental. El aspecto más prominente de la patología física es una LENTITUD de la circulación. Esto subyace en muchos aspectos del cuadro Nitricum acidum y es responsable de su extrema debilidad, así como de su marcada sensibilidad al frío. También causa úlceras indoloras que continúan rezumando y extendiéndose. Otra característica de Nitricum acidum son las fisuras en las uniones de la piel con las mucosas. Éstas pueden atribuirse a sequedad en esas áreas que hace que se agriete fácilmente la piel. Fisiológicamente, esta sequedad puede explicarse también por la lenta circulación.

Parece que los riñones y otros órganos internos de eliminación no funcionan eficazmente en Nitricum acidum, y por tanto, una gran cantidad de productos de desecho deben eliminarse a través de la piel

—generalmente a través de descargas—. Ésta es la razón por la que es un paciente de olor OFENSIVO en general. Hay una transpiración muy ofensiva de los pies. Incluso la orina huele como la de un caballo. Las descargas son ofensivas, acres, corrosivas y muy irritantes para el paciente.

Hay un trastorno característico del metabolismo en Nitricum acidum. El paciente es generalmente delgado y nervioso, puesto que no absorbe fácilmente la grasa, y en consecuencia tiene deseo de grasa. También desea comida fuerte que esté picante, y pescado salado, como arenques. La mandíbula le cruje cuando mastica.

El paciente Nitricum acidum, como refiere Kent, experimenta mejoría al viajar en un carruaje. Este rasgo raramente se observa hoy, con nuestros cómodos automóviles. Creo que en realidad es una mejoría por las suaves vibraciones en todo el cuerpo, una vibración regular que produce la mejoría estimulando suavemente la circulación.

Físicamente, los pacientes Nitricum acidum parecen anémicos, con la piel pálida y hundida, especialmente en la cara. La expresión es ojerosa y ansiosa. Debido a su debilidad general, los pacientes Nitricum acidum dan la impresión de que su salud se está deteriorando rápidamente. En las fases precoces, los síntomas se dan principalmente a nivel físico y el paciente no presenta nada de la gran ansiedad por la salud vista en fases posteriores. Él dice: «No me preocupa si muero», pero INTERNAMENTE está muy preocupado de que finalmente su salud vaya a deteriorarse.

Esta sensación interna, junto a la debilidad física, le produce una sensación de derrota respecto a su salud. Con el tiempo llega a la conclusión de que nada puede hacerse por él. Hay así una especie de desesperación por recuperarse, aunque no tan destacada o clara como vemos en Calcarea o Arsenicum.

Como siempre, es importante recordar que una vez que la sintomatología entra en planos más profundos, muchos de los síntomas físicos pueden desaparecer. Una vez que la ansiedad por la salud y el miedo a la muerte se convierten en un tormento constante, podemos no tener ya el olor de los pies, o los deseos de grasa y sal, aun cuando no hayan sido todavía suprimidos por ser «malos para la salud». Los síntomas físicos desaparecen en proporción al aumento de los miedos y ansiedades.

El individuo Nitricum acidum tiene sueño inquieto, por la mañana despierta muy malhumorado, irritable y cansado. Cada uno de los principales remedios para «sueño no reparador» tiene sus propias y únicas cualidades. Nitricum acidum está tan irritable en este momento del día que nadie puede incluso ni saludarle. Recuerdo un caso de Nitricum acidum que trabajaba en una tienda. Venían los clientes y decían «Buenos días». Él apenas mascullaba de mala gana un «Días...». Es demasiado difícil para él hablar por la mañana. Todo le parece muy oscuro y desesperado por la mañana. Por otra parte, los dolores, se agravan de noche; los dolores como por una astilla, los artríticos y los de los huesos largos.

Volviendo ahora a la patología emocional, vemos en Nitricum acidum una «neurosis de ansiedad». Kent habla acerca de la gran sensibilidad de este paciente. Es una sensibilidad interna. Todo le molesta, nada le satisface. El ruido puede molestar a este paciente, pero no sólo el ruido, incluso pequeños trastornos a nivel físico le producen una gran molestia. En este sentido, la sensibilidad interna es más bien un estado crónico de insatisfacción e infelicidad. Añadamos a esto la irritabilidad y tenemos el cuadro de Nitricum acidum.

Siempre hay quejas. Algunos pueden quejarse abiertamente a otras personas, mientras que muchos otros las interiorizan. Estos últimos desarrollan una especie de odio, NO PERDONAN. Es muy característico de Nitricum acidum que no puede olvidar un agravio. Si el que se lo hizo dice: «Lo siento. Estaba equivocado. Te dije aquello en un momento de malhumor», el paciente Nitricum acidum dirá: «Sí, sí, muy bien, no pasa nada». Pero interiormente nunca lo olvidará. Es éste un síntoma que podemos hallar incluso en fases precoces en que la patología se manifiesta principalmente a nivel físico.

Vemos entonces un individuo que ha sido decepcionado por el mundo y que no tiene valor para continuar luchando. Vive como dejándose llevar por la corriente, sintiendo que nada importa. Es un estado de apatía e indiferencia. Es en esta situación cuando la debilidad original se extiende a los tres niveles, alcanzando finalmente un estado de gran aislamiento. Sus sentimientos se vuelven débiles. Desarrollará toda una filosofía para justificar este estado. Se vuelve nihilista, no cree en nada. Parece no tener fuerza para empezar algo nuevo, sin iniciativa para nada. Ha perdido la esperanza y el deseo de hacer cosas.

Resumiendo la psicología de Nitricum acidum: es una persona irritable. Es sensible por dentro y por fuera: por dentro, por sus propios pensamientos y, por fuera, por cada pequeño perjuicio que cree que le hace la gente, por ruidos u otros trastornos. Es infeliz, se siente insatisfecho y no puede perdonar. Está tan absorto en su propio sufrimiento e insatisfacción que no puede ver nada más allá de sí mismo.

En los primeros estadios de la patología, hay principalmente trastornos físicos y debilidad, pero ocasionalmente, el paciente puede sentir un gran miedo a la muerte. Al progresar la patología vemos el desarrollo de una tremenda ansiedad por la salud. Más común, sin embargo, es la ansiedad por la salud que se da en un paciente Nitricum acidum completamente diferente. Generalmente la anormal ansiedad por la salud se da en gente que ha vivido cómodamente —la «jet-set de la dolce vita»—, y entonces el médico sugiere que algún pequeño trastorno necesita examinarse para descartar algo más serio. A partir de ese momento les entra el pánico, y esta ansiedad por su salud puede continuar durante largo tiempo, salvo que reciban Nitricum acidum.

Ésta es una ansiedad completamente irracional. Por ejemplo, una mujer Nitricum acidum halla un grano en su cuero cabelludo y rápidamente decide que hay un 90 % de posibilidades de que sea cáncer de cerebro. Tú le explicas que el cáncer de cerebro se desarrolla dentro del cráneo, no fuera, pero ella no se queda satisfecha. Va a otro médico, y después a un tercero, y a un cuarto. Es una de esas pacientes que telefonea constantemente al médico, argumentando: «Sí, comprendo su punto de vista, además el grano va desapareciendo, pero ahora tengo un dolorcillo en el lado izquierdo del pecho. Esto debe ser cáncer...». La principal ansiedad de Nitricum acidum es el cáncer. No temen tanto una enfermedad cardíaca o una apoplejía, su temor es padecer una enfermedad terminal tipo cáncer que, inevitablemente creen, les llevará a la muerte.

Otro rasgo de los pacientes Nitricum acidum es que no contactan fácilmente con los demás. Hablan como si hubiera SIEMPRE UNA BARRERA entre ellos y los demás. Incluso cuando tienen ansiedad y el médico confirma que nada va mal, ellos siguen absolutamente convencidos de su propia idea. Es como si esta barrera impidiese cualquier comunicación real. Los pacientes Nitricum acidum se quedan en su propio mundo de desconfianza. Por ello, esta gente son malos conversadores, parecen incapaces de ver la perspectiva de otro.

Excitabilidad sexual es otro rasgo de Nitricum acidum. El hombre Nitricum acidum es probable que sea el tipo de persona que va a menudo con prostitutas, teniendo relaciones sexuales puramente por la excitación física, sin preocuparle el contacto emocional o mental. En realidad no es que no le preocupe, sino que ha decidido que no puede hallar una mujer lo suficientemente perfecta para él. De modo que elige relaciones sexuales sólo a nivel físico.

Finalmente, la patología alcanza la esfera mental. Los pacientes Nitricum acidum pueden cavilar sobre pensamientos de suicidio porque no pueden encontrar ningún camino para creer en el mundo. Se sienten demasiado débiles para enfrentarse con las circunstancias, y debido a esto tienen pensamientos de suicidio. Sin embargo, debido al gran temor a la muerte, normalmente tienen demasiado miedo para hacerlo. Recuerdo un caso en que el paciente vino a la consulta con una pistola en su bolsillo. Pronto me confesó que había decidido suicidarse. Llevaba la pistola consigo esperando el momento adecuado para usarla. Hacía ya meses que la llevaba. Finalmente, recibió Nitricum acidum y vendió la pistola. Recuerdo que tenía acné severo —una especie de acné maligno tal como vemos habitualmente en Calc. sulph., o Calc. silicata—. Tenía la típica agravación matinal de Nitricum acidum. Tenía tanta aversión a hablar durante la primera hora de la mañana, que se sentía literalmente capaz de matar a alguien por decir un simple «Buenos días».

A veces habrá que obtener esta información de los familiares. No se puede obtenerla directamente del paciente porque él no comprende que su enfermedad se ha convertido en una filosofía para él. Él piensa: «¿Por qué debería saludar a alguien por la mañana?». Ha decidido lo que es la vida y no entiende ningún otro punto de vista. El paciente no lo percibe como una limitación de la libertad. Con todo, el peor estado que este paciente pueda alcanzar es, probablemente, el del miedo a la muerte. No es un remedio indicado para auténtica locura.

Nux vomica

Nux vomica es uno de los remedios más comúnmente prescritos de la Materia Médica homeopática, cuyo conocimiento en profundidad es absolutamente esencial para todo homeópata. Para empezar, describiremos el tipo de persona más comúnmente afectado por Nux, y después describiremos en mayor profundidad la patología característica de Nux vomica. Generalmente, la persona Nux tiene un tipo corporal robusto, sólido, compacto, musculoso, básicamente una constitución fuerte. Son ambiciosos, inteligentes, rápidos, capaces y competentes. Frecuentemente, en su educación se le inculcó un fuerte sentido del deber, y valora mucho la ética del trabajo. La persona Nux es autoconfiada más que dependiente. Su inteligencia es pragmática y eficiente más que filosófica o intelectual. La persona Nux en estado no patológico es un trabajador excelente, laborioso, eficiente —y sus cualidades le llevan hacia ocupaciones tales como supervisores, directores, hombres de negocios, contables, vendedores.

Como siempre en homeopatía, debemos ser prudentes en no prescribir Nux vomica en base a rasgos de personalidad positivos y constructivos. A diferencia de técnicas como la astrología, quiromancia, análisis grafológico, fisiognomía y otros, que describen las cualidades de la persona —para bien o para mal—, la homeopatía basa sus prescripciones en el estado patológico de la persona. ¡No quisiéramos dar un remedio que haga a una persona menos pragmática y eficiente! Consideremos entonces las fases del desarrollo del estado patológico que requiere Nux vomica.

En la primera fase, la persona Nux muestra una exageración, un exceso de las normalmente beneficiosas cualidades de ambición y minuciosidad. En vez de usar simplemente sus cualidades en el trabajo de forma apropiada, relajada y equilibrada, la persona Nux empieza a ser dominada por ellas. La ambición empieza a ocuparle durante todas las horas del día y la noche, adueñándose de él, sólo concentrado en el logro y la competición. Nux es el remedio más competitivo de la materia médica, competitivo hasta el punto de dañar su propia salud e incluso a costa de sus colegas. La persona Nux puede volverse un adicto al trabajo, alguien dominado por el mismo. Por ser capaz y eficaz, es probable que sea rápidamente promovido a responsabilidades cada vez mayores. La persona Nux aceptará con gusto estas propuestas de ascenso. Otros dos remedios con similares sintomatologías físicas, Arsenicum y Phosphorus, tendrán unas actitudes distintas. Arsenicum tenderá a declinar un ascenso con demasiada responsabilidad, parcialmente porque, por su egocentrismo, está más interesada en la comodidad personal que en los logros. El paciente Phosphorus puede ser también inteligente y rápido pero retrocederá ante la gran competitividad que puede requerir seguir ascendiendo.

En Nux vomica, el estado normalmente meticuloso puede ser exagerado desproporcionadamente, llevándolo a una eficiencia compulsiva. Nux es uno de los pocos remedios listado bajo la rúbrica «Fastidioso», pero el fastidio de Nux va específicamente unida al énfasis en la eficacia. En este sentido, el fastidio de Nux está más acorde con la realidad y no es tan severamente patológico como pudiera suponerse por su inclusión en itálicas en el *Repertorio*. El fastidio de Arsenicum, por otra parte, es un típico ejemplo de la meticulosidad neurótica severa, sifilítica, clásicamente descrita por los psiquiatras. Es una preocupación compulsiva y neurótica por la limpieza y el orden, que surgen de un profundo y angustioso sentimiento de inseguridad; el paciente Arsenicum está constantemente ordenando y limpiando, mucho más de lo que se requiere normalmente. Natrum mur. es otro remedio bien conocido por el fastidio; en este caso, es más una preocupación por la puntualidad y por la programación del tiempo.

Con el tiempo, la persona Nux vomica puede acabar en un trabajo que supera su capacidad. Típicamente, responde trabajando más duro y más tiempo, esperando más de sí mismo y de los demás. La persona Nux supone implícitamente que cualquier reto, cualquier problema, puede ser superado con esfuerzo y capacidad. Una de las cosas más difíciles para un paciente Nux es aceptar una limitación, o resignarse a lo inevitable. Para soportar la presión, utiliza diversos medios artificiales que le mantengan estimulado, café, cigarrillos, drogas (prescritas o sociales, como la marihuana), alcohol e incluso sexo. A pesar de tal abuso de estimulantes, también es cierto que los pacientes Nux son muy sensibles a muchas de estas sustancias, y en consecuencia sufren las consecuencias de sus excesos.

La persona Nux vomica es hipersexual. Tiene un deseo sexual muy fuerte, y puede intentar satisfacer sus impulsos más allá de los límites de la moralidad convencional. A pesar de sentirse obligado por la ética del trabajo, la persona Nux no tiene la típica personalidad recta, moralista. En cuanto al uso de drogas y estimulantes, y concretamente en la esfera sexual, su comportamiento es dirigido por el impulso y por tanto, sería mejor descrito como «amoral». Como en el resto del cuadro Nux, los excesos sexuales lo lleva finalmente a un estado de agotamiento; en fases posteriores, el paciente Nux sufre de impotencia, que se manifiesta como una pérdida de la erección en la penetración.

El recurso a los estimulantes puede llenar sus necesidades un tiempo, pero finalmente la sobreestimulación y la toxicidad cobran su tributo. El estómago se trastorna. El sistema nervioso entero se vuelve hipersensible y agotado. Incluso ligeras tensiones, provocadas por la luz, pequeños ruidos, la voz o el canto de alguien, se hacen insoportables. Los efectos sobre este tipo de sistema nervioso son descritos brillantemente por Kent: «Por ejemplo, un hombre de negocios ha permanecido en su escritorio hasta que termina rendido; ha recibido muchas cartas, tiene muchos asuntos entre manos; está preocupado con mil cosas pequeñas; su mente va constantemente de una cosa a otra hasta atormentarse. No es tanto por las cosas importantes sino por las cosas pequeñas. Se ve impulsado a estimular su memoria para atender todos los detalles; va a casa y piensa sobre ello; yace despierto de noche; su mente está confusa con el remolino de temas y los asuntos del día se le agolpan; finalmente le sobreviene la fatiga mental. Cuando le presentan los pormenores se pone colérico y quiere marcharse, rompe cosas, riñe, va a casa y se desahoga con su familia e hijos. Duerme a rachas y se sobresalta; despierta a las tres de la mañana y sus asuntos se le agolpan de modo que no puede dormir de nuevo hasta bien entrada la madrugada, en que cae en sueño fatigoso y despierta cansado y exhausto. Quiere dormir hasta tarde por la mañana».

El sistema nervioso parece bloqueado, trabaja contra sí mismo. De nuevo esto es descrito por Kent: «Otro estado de Nux es que las acciones van en la dirección opuesta. Cuando el estómago está enfermo, vaciará su contenido ordinariamente sin grandes esfuerzos, pero en Nux se producen arcadas y tensión excesiva como si la acción tomase el camino equivocado, como si forzara al abdomen a permanecer abierto; una acción invertida; arcadas, náusea y tensión y tras un prolongado esfuerzo finalmente vacía el estómago. La misma situación se da en la vejiga. Debe esforzarse para orinar. Hay tenesmo, deseo. La vejiga está llena y la orina gotea, pero cuando se esfuerza deja de gotear. Respecto a los intestinos, aunque el paciente se esfuerza mucho, defeca poca cantidad. En la diarrea, cuando se sienta en la taza pasivamente, expulsará algunas heces y entonces se presenta tenesmo, de modo que no puede dejar de esforzarse, y cuando se esfuerza tiene la sensación de que retroceden las heces; la deposición parece ir hacia atrás; una especie de antiperistaltismo. En el estreñimiento, cuanto más se esfuerza más difícil le resulta defecar».

Hay pacientes afectos de gastritis, úlcera o «colon irritable». Al final consultan al médico, el cual diagnostica su situación como psicosomática y prescribe antiácidos, antiespasmódicos, tranquilizantes o incluso psicoterapia. Esto simplemente enmascara el síntoma, habitualmente de forma ineficaz, y en consecuencia empeora la sensibilidad del sistema nervioso en general.

El paciente Nux, pues, es muy irritable, pero ésta es una clase de irritabilidad difícil de sonsacar por el homeópata si no es con esmero. El paciente Nux tenderá a retener la irritabilidad dentro de sí (al menos en esta fase precoz). Si tú preguntas: «¿Está irritable?», el paciente dirá: «No, en absoluto. Ni siquiera levanto la voz». De modo que preguntas: «¿Y cómo se siente por dentro? ¿Se siente irritable?», el paciente responde: «¡Oh, sí! ¡Mucho!». Es esta persona la más propensa a gastritis y úlcera péptica. Si la persona aprendiese a ser más expresiva podría evitar la úlcera —pero entonces, de todos modos, el abuso de café, cigarrillos y alcohol pueden producir la misma alteración.

Finalmente, la presión se hace excesiva y el paciente Nux se vuelve impaciente e irritable. Se vuelve impaciente consigo mismo, y particularmente con otros, riñendo y reprochando a los demás por pequeñeces. Reacciona impulsivamente por pequeñas molestias. Si alguien silba suavemente una canción, clamará: «¿No puedes estarte callado?». Si no encuentra un lápiz, cierra estrepitosamente el cajón del escritorio. Si tiene dificultad al abotonarse la camisa, arranca el botón. Alguien le contradice y majestuosamente abandona la habitación cerrando estrepitosamente la puerta. No tolera que le contradigan, pero no tanto por arrogancia u orgullo (como Lycopodium o Platina), sino más bien porque está seguro de tener razón y se impacienta con los demás porque no han pensado en el problema tan rápida y completamente como lo ha hecho él; y, en verdad, la mayoría de las veces tiene razón. Su impulsividad puede acarrearle muchas dificultades personales; los pacientes Nux vomica son bruscos y carecen de diplomacia, no siendo muy buenos políticos por naturaleza.

En la siguiente fase del desarrollo, Nux se vuelve realmente rencoroso, cruel, violento. La crueldad puede empezar hablando a espaldas de los demás, dando patadas a los animales (como Medorrhinum), etc. Al progresar esto, Nux puede hacerse abiertamente violento; muy probablemente, muchos maridos que golpean a sus esposas o padres que abusan de sus hijos se beneficiarían de Nux (por supuesto, si el resto de la imagen se corresponde). No necesariamente la violencia se centra siempre en los demás; Nux también puede tener una predisposición suicida, particularmente pegándose un tiro o saltando desde un lugar alto.

La fase final de Nux es un estado de locura, un estado paranoide. El paciente Nux está constantemente atormentado por el impulso de matar a otros, pero puede no manifestar una violencia real. Una mujer puede estar obsesionada por un deseo de arrojar a su hijo al fuego o de matar a su marido. En el *Repertorio* se lista Nux bajo una variedad de ilusiones en relación con el asesinato, con ser asesinado, ser dañado o insultado, y de fracaso. Sin embargo, para el observador externo, el tormento interno de Nux puede no ser evidente en absoluto. Ésta es la fase en que Nux tiene aversión a la compañía y rehúsa responder a las preguntas. Es un estado de trastorno mental que puede ser muy semejante al descrito en la última fase de Arsenicum; aunque una cuidadosa historia de las fases del desarrollo de la patología hará muy clara la distinción. Nux confía en sí mismo, es independiente, compulsivamente trabajador, sumamente eficaz, irritable e impulsivo; mientras que Arsenicum es inseguro, dependiente, preocupado por la salud personal y la comodidad, compulsivo con la limpieza y el orden, y muy ansioso.

Considerando el nivel físico de la imagen Nux, una impresión general es que principalmente Nux vomica padece trastornos funcionales. No tiene los profundos deterioros característicos de, por ejemplo, Arsenicum, que tiene ulceraciones extendiéndose en profundidad y putrefacciones gangrenosas.

Nux vomica afecta poderosamente al sistema nervioso. Inicialmente sufren temblores y sacudidas, de forma similar a Hyoscyamus y Agaricus. Hay severos dolores neurálgicos, particularmente en la cabeza. A menudo se necesita Nux en estados apopléjicos, especialmente en casos en que la parálisis se acompaña de dolores claveteantes en las extremidades afectas. En trastornos más extremos, hay convulsiones, opistótonos, epilepsia. Considerando el abuso de estimulantes como el alcohol, no sorprende que Nux sea un remedio que pueda estar indicado en *delirium tremens*.

Todos los principiantes en Homeopatía aprenden las generalidades de Nux vomica; friolero, se agrava con las corrientes de aire y por la mañana. Nux es uno de los remedios más frioleros; no obstante, tiende a agravarse más en entornos fríos y secos, y mejora en clima húmedo (junto con Asarum, Causticum y Hepar sulph.). Nux es muy sensible a las corrientes, que fácilmente puede causar coriza si el paciente ha sudado (lo cual ocurre fácilmente en Nux con un mínimo ejercicio). Una característica peculiar de las corizas Nux es que la nariz se tapa al aire libre y fluye abundantemente dentro de casa; además, la nariz también fluye durante el día y se tapa de noche.

El tracto gastrointestinal es particularmente sensible en Nux. Como se ha mencionado, pueden padecer gastritis y úlcera péptica, causando espasmos, eructos, náuseas, y vómitos, que no mejoran al paciente. Hay gran sensibilidad a casi todo tipo de alimento; en el estado Nux agotado, especialmente habrá poco apetito y el paciente será más de picar. Hay aversión a la carne, sin embargo puede haber deseo de grasa —así como de estimulantes, cosas picantes y especias, que son deseadas por su efecto estimulante pero que pueden desarreglar el estómago—. El paciente Nux referirá que enferma cada vez que su estómago se trastorna; presenta entonces un resfriado, una cefalea o una crisis de asma. Los dolores en el abdomen se acompañan comúnmente del deseo de defecar que tanto frustra a Nux.

Como se ve comúnmente en alcohólicos, Nux puede padecer congestión portal —varices esofágicas y, particularmente, hemorroides—. Hay también una tendencia a la icteria, que corresponde en muchos casos a cirrosis hepática. A veces Nux aliviará los espasmos del cólico biliar, facilitando el paso del cálculo al tracto intestinal; de la misma manera también puede aliviar el cólico renal.

Concluyendo, es importante tener en cuenta que los síntomas aquí descritos no pretenden ser exhaustivos, sino simplemente presentar una imagen, resaltar la «esencia». En un paciente dado, puede darse cualquier combinación de síntomas, quizá excluyendo algunos síntomas clásicos de Nux, pero aún entonces el paciente requerirá este remedio. En la mayoría de los casos estarán presentes la obsesión con las tareas o con el trabajo, la irritabilidad debido al sobreesfuerzo del sistema nervioso y la agravación por frío. Pero, por ejemplo, un paciente en particular puede evitar el alcohol y disgustarle los cigarrillos, y aun así precisar Nux vomica. En la prescripción homeopática, no emparejamos los síntomas *per se*; más bien, emparejamos la esencia del paciente con la esencia del remedio.

Phosphoricum acidum

Phosphoricum acidum se caracteriza por una gran flojedad o debilitamiento que comienza en el plano emocional y progresa a los planos físico y mental. Las causas desencadenantes habituales son una pena prolongada, súbita, o severa. Mi experiencia clínica no corrobora la descripción de Kent de que sea el debilitamiento mental el estado patológico principal en Phosphoricum acidum. En los pacientes que yo he visto, el debilitamiento parece afectar principalmente el nivel emocional, con una progresión posterior al nivel físico o mental, según la fortaleza o debilidad hereditaria de la constitución.

Los estímulos internos o externos pueden crear debilidad en todo individuo en algún grado —sea en el nivel físico, emocional o mental—. El grado exacto de vulnerabilidad depende de cada individuo. La debilidad en Phosphoricum acidum comienza en el nivel emocional. Al contrario, los otros dos ácidos afectan principalmente a los otros niveles; Picricum acidum lidera a todos los remedios en susceptibilidad al debilitamiento mental, mientras Muriaticum acidum se caracteriza principalmente por debilitamiento muscular.

En Phosphoricum acidum hay generalmente una historia de pena. Puede ser una pena menor durante un prolongado período de tiempo, o puede ser una pena súbita por una causa más importante. En Phosphoricum acidum no es necesario que sea una pena muy intensa; Ignatia, por contra, requiere un shock más intenso que

Phosphoricum acidum para experimentar patología. Característicamente, el paciente Phosphoricum acidum sufre la pena en silencio —debería listarse en el *Repertorio* en itálicas bajo «Pena Silenciosa», junto a Ignatia, Natrum mur. y Pulsatilla—. La respuesta inicial del paciente es una especie de reblandecimiento, una caída de tono a nivel emocional. Después, esto lleva a indiferencia emocional. El paciente se aísla, quiere estar solo, como Sepia. El aislamiento está simbolizado por la tendencia Phosphoricum acidum a dormir cara a la pared.

Al irse afectando más profundamente por la pena, el nivel emocional queda completamente bloqueado; ya no experimenta ninguna emoción en absoluto. Esta profunda quietud tiene lugar en el plano emocional, donde el paciente es incapaz de responder, como si los estímulos no fueran recibidos en absoluto por el organismo. El mismo paciente Phosphoricum acidum sabe que está privado de respuesta emocional, aunque no sea aún aparente para los que le rodean. Así como hay inmovilidad y frialdad a nivel físico, tampoco hay movimiento a nivel emocional. Este estado es similar a Aurum y Sepia. En Aurum hay una profunda inmovilidad interna, un amortiguamiento emocional, pero debido a una depresión profunda. El paciente Aurum ha renunciado, pero aún tiene emociones; no es una verdadera apatía. En Sepia hay apatía, pero ocurre principalmente por una neutralización de fuerzas opuestas más que por una debilidad a consecuencia de una pena. Los pacientes Sepia pueden no sentir ninguna emoción en sus existencias cotidianas, pero pueden ser rápidamente estimulados si se les trata de forma adecuada. Por el contrario, los pacientes Phosphoricum acidum son inexcitables, indiferentes a cualquier clase de estímulo.

A un paciente que ha experimentado un shock intenso —como la pérdida súbita e inesperada de un ser amado—, puede sucederle un cambio de personalidad importante. En tal circunstancia, el nivel físico puede ser sobrepasado; el mecanismo de defensa reacciona con parálisis o inmovilidad emocional. Alguien que era activo y estaba lleno de vida se cierra en sí mismo. Esto no es debido a una verdadera depresión, sino más bien a una incapacidad emocional y mental. El paciente no quiere vivir ni morir. Su casa está desordenada, y la suciedad se amontona en el suelo, pero no quiere hacer nada. Puede tener pensamientos de suicidio, pero carece de fuerza para llevarlo a cabo.

Tras el inicial estímulo sobre el nivel emocional, el deterioro puede progresar al nivel físico en pacientes con constituciones relativamente fuertes, o al plano mental en aquellos con constituciones muy débiles que experimentan una pérdida súbita. Empezaremos a considerar casos localizados principalmente en el nivel físico en el momento en que el homeópata es consultado. Una historia común es: «Yo estaba muy bien —completamente sano y activo— hasta hace un año; desde entonces tengo un decaimiento». El paciente se cansa fácilmente, cuando su vitalidad solía ser muy buena. Indagando se encuentra que el paciente ha sufrido silenciosamente una pena prolongada. Para la mayoría de la gente, el grado de la pena puede parecer insuficiente para explicar la severidad del decaimiento posterior. Una mujer puede quejarse de que su marido presta demasiada atención a su madre. O quizá sospecha largo tiempo que su marido comete adulterio, pero no se lo comenta a nadie.

Durante la fase de afectación física puede haber una amplia variedad de síntomas. El pelo cae súbita y rápidamente. Puede haber una pérdida importante de la visión. Puede haber cefaleas, especialmente en las sienes, con una sensación de calor en la cabeza. A esto pueden seguir accesos de calor con transpiración (este síntoma es también común en Gelsemium, que también está físicamente cansado). A menudo hay una historia de fiebre inexplicada de pocas décimas. De forma parecida a Ignatia, hay un deseo frecuente de respirar profundamente. Puede haber flato. A menudo hay orina lechosa, como pequeños coágulos, en particular al final de la micción. Puede haber indiferencia por el sexo, impotencia y eyaculación precoz.

La sequedad es un síntoma común en Phosphoricum acidum. Hay sequedad de nariz y ojos. La boca está seca, con sabor amargo. Hay generalmente deseo de frutas, cosas jugosas y refrescantes. Es como si el paciente estuviera deshidratado.

Considerando el extremo agotamiento físico, la inercia física, la caída del pelo, el cambio en la agudeza visual, la deshidratación y la debilidad sexual, se puede conjeturar que un aspecto básico de la patología Phosphoricum acidum surge de una hipofunción del sistema endocrino —especialmente de las glándulas adrenales y de las gónadas—. En cierto modo, el cuadro es comparable al estado clínico de la alcalosis metabólica.

Durante la fase de afectación física, pocos síntomas emocionales o mentales son evidentes. Puede haber solamente una pena silenciosa y quizá algún miedo a las alturas o vértigo en lugares altos. El paciente prefiere estar solo, y puede haber cierto grado de apatía.

Durante esta fase, puede resultarle muy difícil al homeópata reconocer a Phosphoricum acidum como el remedio correcto. Hay un buen número de remedios que cubren el agotamiento y otros síntomas físicos —incluyendo Helonias, Muriaticum acidum y otros—. No obstante, como guías básicos se tendrán en mente los siguientes síntomas físicos, que pertenecen más característicamente a Phosphoricum acidum: debilidad corporal, deshidratación, deseo de frutas y cosas jugosas, energía sexual disminuida y pérdida de pelo.

La siguiente fase del desarrollo patológico, tanto en los pacientes con una lenta progresión después de una pena prolongada como en aquellos en quienes un intenso shock afecta inmediatamente el nivel emocional, es el debilitamiento y deterioro de las facultades mentales. Característicamente, los primeros síntomas mentales en presentarse son el volverse olvidadizo y debilidad de la memoria, especialmente para recordar palabras. Al preguntarle, el paciente muestra una mirada ausente, no respondiendo hasta después de uno o dos minutos. La pregunta se registra en la mente del paciente Phosphoricum acidum, pero es incapaz de hallar la palabra correcta para responder. Esto es diferente del proceso visto en Mercurius, también lento en responder; la lentitud Mercurius ocurre tanto porque la mente no comprende fácilmente las preguntas como porque necesita mucho tiempo para hallar la respuesta correcta. Phosphorus es otro remedio que responde lentamente, pero por irritabilidad e indisposición a responder.

Tras un prolongado período de bloqueo emocional, hay un debilitamiento posterior de toda la esfera mental. La actividad mental de cualquier clase se hace muy difícil, aunque habitualmente el paciente Phosphoricum acidum es capaz de seguir trabajando. Esto contrasta con el paciente Picricum acidum en quien las primeras fases de debilidad empiezan en el plano mental, derivando en una incapacidad completa incluso para hacer un simple esfuerzo mental.

Finalmente, hay una apatía profunda que afecta a todas las áreas de la vida. En Phosphoricum acidum esto no es una auténtica demencia sino simplemente una profunda falta de interés. Los pacientes dementes en los que la apatía es completa y total, que se sientan y fijan la mirada en un objeto, es más probable que requieran Pulsatilla.

Al final, hay profunda inmovilidad de las emociones, de la memoria y de la capacidad de pensar. En este punto, puede haber una completa desaparición de los síntomas físicos característicos. Estos pacientes pueden ser capaces de realizar un trabajo físico fácilmente, incluso el ejercicio puede serles beneficioso —en contraste con la primera fase de la sintomatología física—. El pelo ya no cae; en lugar de ello, se vuelve deslustrado y grasiento.

Hay falta de claridad mental, una confusión, junto a una profunda apatía emocional. El paciente dice que no puede completar una idea; incluso intentarlo le fatiga. Olvida los nombres de la gente, lugares y acontecimientos del pasado. Es incapaz de asimilar lo que ha leído.

Phosphoricum acidum necesita ser claramente diferenciado de otros ácidos. La «parálisis» es un tema clave de Phosphoricum acidum, Picricum acidum y Muriaticum acidum, pero con énfasis en diferentes niveles. En Phosphoricum acidum la localización inicial principal es el emocional. En Picricum acidum la debilidad comienza en el nivel mental y a través del emocional llega al plano físico. Para Picricum acidum, la causa desencadenante es el esfuerzo mental. Los pacientes Picricum acidum pueden tolerar muy poco esfuerzo mental; si a pesar de la debilidad mental continúan trabajando, son propensos a tener cefalea; esto es particularmente cierto en el niño Picricum acidum (comparar con Calc. phos. en esta situación). Después se produce la indiferencia —sin embargo, no tan profunda como en Phosphoricum acidum—. Finalmente, se manifiesta una debilidad paralítica en las extremidades y en todo el cuerpo; esto es resultado de la afectación de la médula espinal. Otro punto diferencial es que Picricum acidum se agrava por el calor, mientras que Phosphoricum acidum es friolero.

La debilidad Muriaticum acidum empieza en el cuerpo. Hay profunda debilidad muscular —tanta que el paciente se desliza en la silla o en la cama debido a la falta total de fuerza muscular—. Hay también debilidad o parálisis de la lengua y músculos esfinterianos. Desde el nivel físico, la debilidad progresa al plano emocional y, finalmente, al mental.

Phosphorus

Difusión es el tema que rige la patología Phosphorus. Difusión es el proceso de expandirse en el entorno, como el humo expandiéndose en el aire, o el color de una bolsa de té difundiéndose uniformemente en el agua. Los mismo sucede con la energía, la conciencia, las emociones e incluso la sangre del paciente Phosphorus. Es como si no existieran barreras —físicas, emocionales o mentales—. Por ello, el paciente Phosphorus es vulnerable a todo tipo de influencias. En el nivel físico, vemos que casi cualquier lesión o tensión puede producir una hemorragia; esto ocurre porque las paredes de los vasos sanguíneos son débiles y fácilmente permiten que la sangre difunda a los tejidos circundantes. En el plano emocional, las emociones del paciente Phosphorus se proyectan libremente hacia los demás, con poca capacidad para contenerlas y protegerse emocionalmente. Mentalmente, el paciente se olvida de sí mismo, hasta el punto en que la conciencia puede volverse muy difusa y descentrada; el paciente puede «colocarse fácilmente».

Describamos primero una persona con un buen estado de salud que sin embargo posee la predisposición Phosphorus, y que puede evolucionar a un estado de enfermedad si el mecanismo de defensa se agota por un exceso de tensión; tengamos en cuenta, no obstante, que sólo prescribimos sobre signos patológicos, no sobre los saludables. Físicamente, el paciente Phosphorus es generalmente alto, delgado y con pelo, piel, manos y rasgos delicados. De niño, es cálido, extrovertido, afectivo, artista o músico y muy sensible. Es muy abierto e impresionable; se puede «ver a través» de tal niño, cuyo ser se manifiesta sin esfuerzo, sin mucha reserva. Durante la adolescencia se produce un gran crecimiento, que le da la típica apariencia enjuta y desgarbada.

A lo largo de la vida, el tipo de persona Phosphorus es cálido, amigable, extrovertido, que disfruta mucho de la amistad y de la compañía, pero que también puede disfrutar de la soledad desarrollando proyectos artísticos. Es agradable tener cerca a una persona así, porque es verdaderamente compasiva, anteponiendo generosamente el interés por los amigos a las preocupaciones personales. La persona Phosphorus es muy inteligente y refinada. No hay secretos para ella; cualquier cosa que hay en su mente la comparte con franqueza. El calor y el afecto se difunden libremente hacia los amigos e incluso hacia los extraños. Una parte importante de su vida gira en torno a las relaciones interpersonales. Puede convertirse en un buen político, que luchará por causas humanitarias, o bien puede hacerse agente de ventas porque tiene la habilidad de vender cualquier cosa en la que crea. Phosphorus es muy impresionable y creerá cualquier cosa que se le diga en las áreas que no domina, y entonces, una vez ha adoptado una creencia irá entusiasmado a convencer a otros.

Esta persona es un tipo de paciente agradable para el homeópata, por ser impresionable y confiado; el paciente Phosphorus cree lo que el prescriptor le dice, y sigue las instrucciones de buena gana y con efusiva gratitud. Desde la primera entrevista, el paciente ve al prescriptor como un amigo, estrechando su mano cálidamente, inclinándose hacia delante en el asiento y quizá llegando a tocar la mano o muñeca del prescriptor cuando enfatiza un punto. Este paciente da los síntomas libremente, sin reserva. Hay predisposición a sufrir ansiedades de diversos tipos, pero se alivian fácilmente tan sólo con algunas palabras tranquilizadoras.

La difusión de la consciencia es evidente por el hecho de que el paciente Phosphorus fácilmente se sobresalta. Todos nosotros podemos rememorar el estado mental de soñar despierto; la conciencia viaja a lugares o circunstancias lejanas. En ese estado, si hay un ruido súbito, como un claxon, un portazo o el estallido de un trueno, el que sueña se sobresalta, porque la consciencia es forzada a volver súbitamente a la realidad. Éste es el estado al que el paciente Phosphorus es altamente susceptible. Es una difusión de la consciencia que el paciente puede no ser capaz de controlar fácilmente. Durante una tormenta, la persona ordinaria oirá el trueno y después fácilmente se prepara para más; el paciente Phosphorus, sin embargo, tiende a difundirse automáticamente, y de ese modo se sobresaltará con cada ruido.

En la primera fase de la patología Phosphorus, generalmente predominan los síntomas físicos. En la fase infantil de desarrollo (sean cinco o treinta y cinco años de edad), puede haber una tendencia a sufrir hemorragias fáciles. Pueden sufrir epistaxis por la menor causa. Las menstruaciones pueden ser profusas o prolongadas. La sangre tiende a ser roja brillante. La tendencia hemorragípara es simbólica de la esencia general de Phosphorus. Lo cálido y brillante del paciente Phosphorus se difunde generosamente al exterior, con poco sentido de los límites.

Es en esta fase en la que vemos al paciente Phosphorus fácilmente restablecido por el sueño. Esto es comprensible cuando reflexionamos que el sueño es un tiempo en que la mente se relaja y aquieta, dejando de esforzarse por mantener la consciencia. Las personas más controladas e intelectualizadas precisan mucho tiempo para lograr esta quietud; deben caer en sueño profundo. Pero, el paciente Phosphorus, se siente restablecido rápidamente porque su conciencia puede soltarse con facilidad.

Durante este estadio, vemos también la característica sed de Phosphorus, particularmente por bebidas frías. Si hay ardor en el estómago (Phosphorus experimenta dolores ardientes internamente —una manifestación del calor—), los dolores serán aliviados por cosas frías; pero esto sólo dura hasta que la bebida o comida se calienta en el estómago, y entonces el estómago puede agravarse de nuevo.

Hay un anhelo por comer chocolate y dulces. Considerando la sed y el deseo de dulces, es fácil ver la predisposición de Phosphorus hacia la diabetes.

Al progresar la patología física, la facilidad de sangrado puede ser evidente a niveles más profundos. Puede haber hemorragia indolora en el tracto gastrointestinal, produciéndose inesperadamente hematemesis o melenas. Puede haber bronquitis en fase precoz y leve, incluso con hemoptisis de sangre roja brillante. Puede haber hematuria sin otros síntomas acompañantes. Pueden hacerse pruebas de laboratorio y rayos X, y no se encuentra nada. En tales circunstancias hay que pensar en Phosphorus como un posible remedio.

Mientras predominan los síntomas físicos, hay pocos síntomas en la esferas emocional o mental. No obstante, al progresar la patología a la segunda fase, vemos remitir los síntomas físicos y aumentar las ansiedades y miedos. Por supuesto, hay una auténtica ansiedad por el bienestar del otro, sea amigo o extraño. Esto puede conducir a un grado patológico de ansiedad, disipando incluso su propia energía. Éste es el auténtico estado de simpatía, mientras que otros remedios en la misma rúbrica tienen ansiedad por los demás por otros motivos de interés personal.

Hay una intensa ansiedad por la salud en Phosphorus. El paciente se vuelve tan influenciable que si oye a alguien que habla sobre alguna enfermedad concreta, se preocupará con la posibilidad de que también él pueda tener esa enfermedad. Esta vulnerabilidad a la sugestión, sin embargo, es fácilmente aliviada por la sugestión contraria; algunas palabras tranquilizadoras del homeópata y el paciente suspira con alivio, agradecido, volviendo a lo mismo cuando oiga otra posibilidad alarmante.

Es durante esta fase cuando aparecen muchos miedos. Hay miedo a la oscuridad, miedo a estar solo, y miedo al crepúsculo. Puede haber miedo a las tormentas. Al principio, estas ansiedades y miedos son ligeros, y son corroborados por la sed y el sueño reparador.

Al presentarse el tercer estado, el paciente se abruma por las ansiedades y miedos. Mientras que antes fueron ligeros y se manejan simplemente con tranquilizarle, gradualmente ocupan más y más la energía y atención del paciente. Éste tiene cada vez más dificultad para relajarse, y la ansiedad puede provocarle hiperventilación, produciendo desequilibrios en el pH sanguíneo. La tendencia subyacente de ansiedad y tensión impide la relajación incluso durante el sueño; el paciente despierta sin sentirse restablecido y con gran ansiedad (como Lachesis, Graphites y Arsenicum).

Después, la continua ansiedad se hace latente, sin causa identificable. Un miedo de que algo malo sucederá inunda la vida de la persona, como música de fondo. Toda posibilidad se anticipa con miedo. Hay miedo a padecer una enfermedad de forma inminente, particularmente al cáncer (más que a enfermedad cardíaca), pero, al final, a cualquier enfermedad.

Finalmente, el paciente Phosphorus cae en miedo a la muerte, un pánico sobre la idea de una muerte inminente. El paciente siente que se está muriendo, especialmente cuando está solo. Hay una sensación interna borrosa, como burbujas surgiendo y difundiéndose al exterior, o de que el alma deja el cuerpo. Siente un gran pánico, con hiperventilación, excitabilidad y palpitaciones. Éste es el punto en que el paciente desarrolla la necesidad de compañía, por el temor a una muerte inminente.

La necesidad de compañía puede ser tan fuerte como para impulsarle a salir de su casa para buscar amigos con quien hablar. No es una necesidad de hablar con la gente sobre la salud en particular, como en Arsenicum; más bien, Phosphorus siente la necesidad de hablar con alguien de cualquier cosa, a fin de aliviar el pánico.

Al aumentar el miedo, muchos de los otros síntomas confirmatorios físicos desaparecen. Puede no haber sed, ningún deseo de sal ni de pescado.

Finalmente, en la cuarta fase, la mente se afecta completamente. Los miedos disminuyen, pero la mente se deteriora. Hay dificultad en concentrarse, una incapacidad para pensar coherentemente, o una incapacidad para comprender lo que los otros están diciendo. Cuerpo y mente se debilitan. El paciente se vuelve indiferente a la compañía e indiferente al entorno. El resultado es un estado de senilidad o imbecilidad. Otro final común de Phosphorus es un ataque de apoplejía en el que se pierden muchas facultades mentales.

El estadio final puede ser muy difícil para prescribir porque hay pocos síntomas para distinguir Phosphorus de otros remedios. Por esta razón, una cuidadosa historia de los acontecimientos del pasado y un adecuado conocimiento de las fases de la patología de los remedios son cruciales para ser capaces de beneficiar al paciente.

Una vez vista la esencia de Phosphorus, sólo se necesita confirmar el remedio con otros síntomas. Por experiencia, algunos de los más útiles son: sed, deseo de sal, deseo de pescado, deseo de chocolate, deseo de dulces, peor el lado izquierdo, incapaz de dormir sobre el lado izquierdo, hormigueo de las puntas de los dedos de las manos, pérdida indolora de la voz. Además, distintos pacientes Phosphorus pueden ser calurosos o frioleros —aunque no el mismo paciente.

Platinum metallicum (platina)

Platina es un remedio que ejemplifica el proceso de perversión y de conflicto de las funciones normales que puede ocurrir en un determinado tipo de individuo. La paciente Platina se ve por una parte impulsada por un deseo sexual intenso, excesivo; por otra es muy idealista y romántica en sus relaciones amorosas. La tensión, y eventual conflicto, entre ambos aspectos de su naturaleza, las repetidas decepciones inevitables para una persona de tal intensidad y sensibilidad, llevan a la patología que es la esencia de este remedio.

En general, Platina afecta más fácilmente a un tipo particular de personalidad. Físicamente, esta persona tiende a ser flaca, de pelo negro, como los ojos y la complexión. La cara es generalmente redonda, con labios carnosos y sensuales. Más fácilmente afecta a mujeres de naturaleza sensible, a la vez sensuales e idealistas. En niños, el tipo Platina puede exhibir los rasgos de orgullo y rectitud.

La patología Platina se muestra en dos niveles, principalmente: el sexual y el mental. Desde una edad temprana, la mujer Platina siente un fuerte deseo sexual, que puede ser frenéticamente intenso. A lo largo de la vida, y empezando desde joven, puede haber gran hiperestesia de genitales, que le lleva a la masturbación. (Origanum es otro remedio que presenta masturbación en chicas jóvenes, pero tiende a darse más en la infancia entre los tres y siete años que en la pubertad.) La mujer Platina tiende a implicarse sexualmente a edad joven, y se entregará emocional e incondicionalmente en una relación sexual, con gran romanticismo e idealismo. Al compararlo con otros remedios, hallamos que Natrum mur., Sepia, Causticum y Calc. carb. desarrollan relaciones sexuales más tarde. Por otra parte, la sexualidad se da precozmente en Nux vomica, Lachesis, Coffea cruda, Platina y Staphysagria. (El paciente Staphysagria es demasiado sensible emocionalmente para enfrentarse a una relación sexual, y por lo tanto desarrolla una vida fantasiosa altamente activa, con masturbación precoz.)

La paciente Platina quiere que la relación sea tan satisfactoria emocional como sexualmente; desafortunadamente, sus deseos son tan intensos que es virtualmente imposible para cualquier hombre satisfacerlos. Entonces se decepciona y comienza un proceso de pasar de una relación a otra intentando satisfacer sus deseos, y experimentando repetidas decepciones.

En el *Repertorio*, Platina aparece en itálicas bajo «Trastornos por pena», pero probablemente deba ser puesta en negrita, porque las penas y decepciones repetidas en las esferas amorosas y sexual llevan a la patología fundamental de Platina. La mujer Platina se entrega totalmente, y por lo tanto experimenta decepciones. Como consecuencia, en el plano mental medita sobre los asuntos de sexualidad y amor en el mundo, tratando de descifrar la intensidad de sus necesidades. Constantemente busca una forma de equilibrar sus necesidades en ambos niveles, pero en términos realistas el mundo es incapaz de satisfacer unas necesidades tan excesivas. Puede entonces intentar suprimir el intenso instinto sexual en el plano mental, dando como resultado sentimientos románticos, muy idealistas. Se produce así un cisma entre los intensos deseos sexuales y sus creencias idealistas. Tras repetidos shocks emocionales y decepciones, se desarrolla gradualmente el proceso de PERVERSIÓN de las funciones normales de ambos niveles.

Por todo ello, cabría esperar que tales repetidas penas llevasen a la amargura, venganza y aislamiento del individuo. Sin embargo, en Platina la particular perversión que tiene lugar es un sentido de exagerada importancia del ego, de superioridad, de orgullo y de desprecio por el mundo. La paciente Platina siente que es más capaz de amar emocionalmente, que se ha entregado más plenamente que los demás. Siente que es única, incomprendida por los otros, que tienen menos capacidad de amar, que no está hecha para este mundo.

Resumiendo el proceso, la paciente Platina es al principio impulsada por un exagerado deseo sexual e idealismo, que no puede ser satisfecho en el mundo real, experimenta decepciones, se atormenta durante mucho tiempo por su infructuosa supresión en idealismo y al final desarrolla un exagerado sentido del ego y orgullo.

Al tomar el caso, el entrevistador puede no apreciar inmediatamente la cualidad orgullosa de la paciente Platina. Habitualmente será difícil reconocerla; uno debe leer entre líneas. En una persona tan sensible, la supresión de la sensualidad en la esfera mental puede dar como resultado un alto grado de intelectualización, o incluso de espiritualidad. Puede expresar su decepción en el mundo como que no hay suficiente amor y consideración en la sociedad. Puede rehusar tener hijos porque sería cruel traerles a un mundo semejante (Ignatia, Natrum mur. y Staphysagria pueden presentar también tales actitudes). El íntimo orgullo puede expresarse como un desprecio por el mundo, puede rehusar participar en conversaciones triviales a causa de esta actitud. En este estado de exageración del ego, si es reconocido por el homeópata, una dosis de Platina actuará fácil y rápidamente, puesto que la patología aún no ha avanzado a un grado extremo; el tratamiento en fases posteriores también será exitoso, pero puede ser más largo y más arduo.

Es en este estado que la paciente Platina puede experimentar sensaciones físicas o ilusiones que simbolizan su conflicto interno. Muy característicamente, siente como si partes de su cuerpo se hubieran agrandado, o que la gente y objetos se hubieran encogido. He aquí un ejemplo gráfico: Una mujer a la que inicialmente se dio Phosphorus, finalmente reveló en una posterior visita algunos síntomas peculiares; se despertaba de noche sintiendo que se hallaba en un lugar extraño, rodeada de mobiliario extraño; el mobiliario parecía flotar y la gente le parecía pequeña. En sus propias palabras, era como si ella estuviera en una colina alta mirando a la gente mucho más abajo. Otros remedios tienen también una similar distorsión; Sabadilla tiene la ilusión de que partes del cuerpo están deformadas, y Cannabis indica tiene frecuentemente la ilusión de que su alrededor está deformado. En Platina, la ilusión de que partes del cuerpo están agrandadas puede manifestarse como una sensación de que una venda le oprime una determinada zona o puede haber adormecimiento de otra, en particular la de alrededor de los labios, área de la cara que más simboliza la sensualidad. También puede haber temor a que la cara esté deformada (y, en verdad, Platina es uno de los remedios que puede curar la parálisis de Bel).

A pesar del orgullo y del desprecio por el mundo que experimenta durante la fase mental de su patología, la paciente Platina es al mismo tiempo impulsada por su intenso y mundano deseo sexual. Realmente no es capaz de suprimirlo. Así, continuará estando con hombres, pero simultáneamente tendrá un sentimiento de desprecio hacia ellos. Al final puede separar el sexo el amor romántico, interesándole del sexo únicamente por la sensación. Después, se hace cada vez más evidente la ninfomanía. Como el deseo sexual se vuelve tan intenso que no puede ser satisfecho, gradualmente se verá implicada en una variedad de perversiones sexuales.

Durante la primera fase de la patología Platina, la paciente puede alternar entre el estado de orgullo emocional y el estado intensamente sexual. Aunque esté dominada por su conducta despectiva, orgullosa, continuará confundida e intelectualmente preocupada por la intensidad del lado más instintivo de su carácter. Durante un tiempo, puede cavilar sobre esto hasta que la sensualidad se impone y domina su conducta, apareciendo la ninfomanía.

Son comunes en Platina las alternancias. Como ya se ha mencionado, puede haber alternancia entre las esferas mental y sexual. También pueden alternar síntomas mentales y físicos; por ejemplo, los síntomas físicos desaparecerán cuando la sensación de tamaño exagerado de una parte del cuerpo se presenta. Al desaparecer la ilusión, los síntomas físicos retornan. El adormecimiento de la cara puede alternar con miedo a su deformación.

En la segunda fase del desarrollo de la patología Platina, vemos a una paciente determinada progresar en una de dos direcciones de la patología. La dirección de la enfermedad depende mucho de la educación y de los antecedentes de la persona. Si pertenece a una cultura en la que se permite la libre expresión de la sensualidad, su naturaleza sexual se volverá cada vez más fuera de control. Las perversiones y la ninfomanía se hacen cada vez más patentes.

Si activamente ha controlado y reprimido sus deseos, la anterior defensa mental representada en el íntimo desprecio por el mundo, ya no resulta. Puede volverse gruñona, hosca, mordaz. Puede haber períodos prolongados de ensimismamiento y depresión. En su desesperación por la incapacidad del mundo para satisfacerla, puede incluso volverse suicida, aunque es improbable que lo lleve a cabo. Al progresar más la patología, incluso la depresión ya no es suficiente, y puede experimentar una mayor perversión de sus afectos. Puede sentir un deseo intenso de matar a los más próximos a ella, como su marido e hijo (igual que Nux vomica, Mercurius, e incluso Arsenicum). En particular, este deseo se ve estimulado ante la presencia o visión de un cuchillo. Éste es un deseo controlado de matar; Platina rara vez actuará así. Tal deseo, si es puramente inconsciente, puede manifestarse como un miedo irracional de que un accidente fatal le ocurra a su marido; cree continuamente que su marido será asesinado; y permanece despierta de noche hasta altas horas esperando su regreso.

En la tercera fase de la patología Platina se desarrolla una verdadera locura, dependiendo de qué dirección ha tomado la patología. Por una parte, el orgullo se exagera tanto que dará lugar a delirios de grandeza. Mientras que antes mantuvo tal sentimiento en su interior, en esta fase lo manifiesta. Cree pertenecer a la realeza, que los demás están por debajo de ella, que es grande y poderosa, merecedora de respeto y privilegios. A diferencia de Veratrum album, quien cree ser Jesucristo o Juan Bautista, lo que supone una auténtica confusión de identidad y un sentimiento de estar cumpliendo una importante misión en la vida, la ilusión de Platina es un exagerado sentido del estatus de su propio ego.

La otra forma de la locura Platina se manifiesta como una manía erótica agresiva. No es simplemente la impudicia o exposición pasiva de genitales que vemos en Hyoscyamus. Es prácticamente indistinguible de la manía erótica de Tarentula: un estado activo, agresivo, en que se aproximará incluso a extraños con explícitas proposiciones sexuales. La esencia descrita de Platina es particularmente patente en los síntomas físicos. Como se ha referido, hay sensación de un tamaño exagerado de algunas partes o de todo el cuerpo. Esto está representado también simbólicamente en la característica sensación Platina como si una parte estuviera atada por una venda (característico en grado mayor aún en Anacardium). Puede haber adormecimiento (en particular alrededor de los labios), frialdad y calambres musculares. Hay gran hiperestesia de genitales, volviéndose muy dolorosos al tacto, incluso hasta el punto de impedir el coito o el examen con espéculo. Tal hiperestesia parece ser causada por una excesiva congestión de los genitales y órganos pélvicos. Platina curó una embarazada que desarrolló voluptuosos espasmos de útero con orgasmos tan frecuentes e intensos que amenazaban aborto.

Resumiendo entonces, la esencia de Platina es una división y perversión de las esferas mental y sexual en una mujer orgullosa, sensible y con repetidas decepciones emocionales, que la llevan progresivamente a ilusiones de grandeza o a una manía erótica agresiva.

Plumbum metallicum

El paciente Plumbum entra en la moderna categoría clínica de ARTERIOSCLEROSIS. La imagen Plumbum es muy similar a la que se ve en pacientes arterioscleróticos. Es un remedio muy lento en su evolución. La patología precoz es apenas perceptible pero hay una evolución lenta y regular hacia la PARESIA en todos los niveles.

Intelectualmente hay torpeza y lentitud de las funciones mentales. Esta lentitud se ve tanto en las funciones perceptivas como en las expresivas. Estos pacientes son lentos en recibir impresiones y en expresarse. Esta limitación se manifiesta espectacularmente con un síntoma característico en el nivel físico: cuando se les pincha con un alfiler son lentos en reaccionar (este síntoma es más llamativo en Cocculus, pero también se encuentra en Alumina y Plumbum). Hay lentitud en percibir las impresiones externas, lentitud de comprensión y lentitud en la respuesta.

Un deterioro muy característico en el nivel intelectual en Plumbum es la pérdida de memoria, en particular, de palabras. Esta pérdida es excesiva en relación a la edad del paciente. Se esfuerzan en hallar la palabra correcta para lo que quieren expresar, pero no pueden. Es como si la específica localización en el cerebro que gobierna este tipo de memoria tuviera perturbada su circulación por arteriosclerosis y en consecuencia se atrofiase.

Cualquier tarea intelectual es un gran esfuerzo para los pacientes Plumbum en estado florido. Si les haces una pregunta serán muy lentos en responder. Sin embargo, no es la lentitud de Phosphorus, que surge de un vacío en la cabeza, ni la lenta respuesta de Mercurius, resultado de confusión y aturdimiento. En Plumbum la mente es lenta en sus funciones, y el paciente hace grandes esfuerzos para responder tus preguntas. Ves el ceño fruncido y el obvio esfuerzo implícito en intentar dar con la respuesta. Esto es muy característico en Plumbum.

De igual manera, en el nivel emocional hay una especie de parálisis que puede ser mejor descrita con la palabra APATÍA. Es muy similar al estado inmóvil, apático, visto en ancianos pacientes arterioscleróticos. No hay vitalidad ni ningún movimiento emocional en el interior. Típico de Plumbum, este estado no aparece de la noche a la mañana; se desarrolla en un prolongado período de tiempo.

La patología Plumbum se desarrolla típicamente en «vividores» —personas que han sido egoístas e interesadas toda su vida—. Han disfrutado de todo lo mejor —la mejor comida, los mejores entornos, un matrimonio modélico, etc.—. Se acostumbran a estas cosas y se vuelven posesivos de ellas. Al final desarrollan actitudes y apegos fijos, «arterioscleróticos». Comen platos suculentos y se trastornan fácilmente por pequeñeces. Tales trastornos estimulan la secreción de adrenalina al torrente sanguíneo, que a su vez incrementa la movilización de lípidos. Éstos se depositan en las paredes arteriales. De este modo, el egoísmo, la posesividad y las ideas inflexibles les llevan a la arteriosclerosis, que a su vez evolucionará a paresia en los tres niveles del organismo.

Cuanta más apatía experimentan, se vuelven más irritables y coléricos. En Plumbum, sin embargo, esta irritabilidad se expresa característicamente como un impulso a dañarse a sí mismos. Se ponen tan nerviosos que quieren clavarse un cuchillo. Esto es una perversidad, un deseo de autodestrucción.

Hay en Plumbum una tristeza y melancolía que sigue a los estados de irritabilidad. No es una pura depresión, sino depresión con ansiedad. Parecen sentir que sus facultades van declinando, y en consecuencia hay miedo de que alguna desgracia caiga sobre ellos o sus familiares.

Finalmente, la apatía llega a un punto máximo. No disfrutan nada de la vida cotidiana. Durante los días de buena vida disfrutaron, con frecuencia, de placeres sexuales y de otro tipo. Al casarse, sin embargo, se sienten impotentes, mostrando de nuevo el estado parético de Plumbum.

Curiosamente, los pacientes Plumbum contrarrestan la apatía de una manera única; se involucran en cosas inaceptables para la sociedad. Hallan excitación en la conducta arriesgada, escandalosa; buscan emociones prohibidas. Un hombre casado puede intentar seducir a su cuñada, y si es descubierto, hará un escándalo increíble. En tal situación prohibida, se siente lo suficientemente excitado para recuperar su potencia. En forma similar, una mujer casada cuya hermana está casada con un predicador puede tener una aventura con él. Plumbum puede estar indicado incluso en ciertos jugadores compulsivos que buscan emociones arriesgando sus casas, negocios, etc., imprescindibles para su propia existencia.

Se puede ver a un paciente moralista, practicante de su iglesia, que súbitamente decide hacerse budista, o que sigue a un guru hindú. Tal comportamiento crea un tremendo escándalo en su familia, amigos y colegas. Es esta conmoción lo que parece contrarrestar la apatía y paresia que ha experimentado. Si su párroco le dijera: «De acuerdo, adelante», muy probablemente perdería el interés en su nueva aventura.

Los pacientes Plumbum tienen un aspecto característico difícil de describir. Como ya se ha mencionado están acostumbrados a tener lo mejor de todo, de modo que en torno a ellos hay un aire de autosatisfacción. Tienden a ser delgados y sus caras tienen un tinte algo terroso. Hay profundas líneas en la cara y poros profundos.

Por supuesto, Plumbum está comúnmente indicado en pacientes afectados por problemas neurológicos. La patología Plumbum se ve reflejada en la enfermedad de Parkinson —sea ésta de origen primario o secundaria a arteriosclerosis—. La debilidad, espasticidad, temblor y rasgos faciales apáticos son característicos. También puede estar indicado en pacientes que han tenido apoplejía, especialmente cuando hay paresia de músculos extensores. Los músculos flexores y extensores pueden afectarse, pero el cuadro más característico es parálisis de extensores —tal como vemos en una muñeca flexionada.

Los pacientes Plumbum experimentan temblor con la debilidad de sus músculos. Puede resultar difícil sostener firmemente un vaso. Los espasmos de la musculatura afectada son también muy típicos. Sin embargo, los espasmos y temblores no son tan notables en Plumbum como en Agaricus y Zinc.

Los músculos afectados pueden ser solamente grupos específicos, y su atrofia puede ser notable. Cuando la atrofia es un aspecto principal en un caso, hay que pensar en Plumbum. Con este cuadro, es fácil ver que Plumbum será un remedio prominente en esclerosis lateral amiotrófica.

La paresia Plumbum puede afectar asimismo a la vejiga y recto. Puede haber retención de orina, incluso durante 24 horas. El esfínter uretral puede paralizarse. La inactividad del recto puede resultar en estreñimiento crónico, con heces duras y negras.

Considerando la tendencia arteriosclerótica, no sorprende que Plumbum cubra una gran variedad de trastornos circulatorios. Muy característicamente hay palpitaciones al tumbarse sobre el lado izquierdo —como Lachesis y Phosphorus.

Plumbum comparte otro síntoma clave con Phosphorus; mejoría por fricción. Tienen dolores electriformes y calambres que mejoran con el masaje, muy probablemente porque se estimula momentáneamente la circulación.

El síntoma clave más sorprendente de Plumbum es una sensación tirante o de estiramiento en el ombligo, como si una cuerda tirase de él hacia la espalda. Esta sensación no se limita necesariamente al ombligo; puede sentirse en cualquier parte del abdomen, en el estómago, incluso en el tórax. Esta sensación se ve a veces durante un severo cólico intestinal o renal, circunstancia en la que Plumbum puede producir resultados en cuestión de horas.

Plumbum tiene también, como Silicea, un sudor de pies ofensivo.

Según Kent, Plumbum se manifiesta a veces en un estado histérico. Yo no lo he visto, pero la descripción dada por Kent me induce a creerlo. Es una situación similar a Moschus: el paciente finge una enfermedad. Kent cita un caso que simulaba un estado comatoso en presencia de otros, pero que estaba perfectamente normal solo.

Plumbum es un remedio que no aparece con frecuencia en la literatura. Creo que en parte es debido a que es muy lento en su acción. Probablemente muchos prescriptores no tienen la paciencia de esperar los meses requeridos para ver el pleno beneficio de Plumbum; y, a menudo, su acción es perturbada por otras prescripciones dadas demasiado pronto. Además, Plumbum está frecuentemente más indicado en pacientes mayores, en quienes los resultados últimos son necesariamente limitados.

Alumina es un remedio que puede parecer similar a Plumbum de algún modo. En Plumbum, sin embargo, el estado mental es de torpeza, insipidez. En Alumina hay confusión total hasta el extremo de una verdadera ilusión —un caos en el que el paciente no está seguro de quién está hablando—. Tampoco la parálisis de Plumbum alcanza la misma severidad que en Alumina. La parálisis Alumina es más flácida, mientras que la de Plumbum es más espástica; es la diferencia entre esclerosis múltiple y enfermedad de Parkinson. Finalmente la parálisis Alumina tiende a afectar las extremidades inferiores, mientras que Plumbum afecta más comúnmente las manos y las extremidades superiores.

Pulsatilla pratensis

Pulsatilla es una mujer en el 75 % de los casos. Variabilidad con dulzura. Una fluida condescendencia. Ninguna resistencia ante un reto. Puede ser escurridiza. Difícil de obtener síntomas. Muy adaptable a lo que tú quieres. (Se debe ser cuidadoso para evitar preguntas dirigidas ante una paciente Pulsatilla.) Se amoldan a cualquier cosa presentada con fuerza. Intensos sentimientos, pero espontáneos. Sin un fuerte sentido de autoidentidad. Pulsatilla se adapta a lo que otros quieren. Phosphorus se muestra como otros la ven y lo acepta; Phosphorus está centrada en quién es por su sugestionabilidad. Phosphorus es sugestionable, Pulsatilla maleable. Pulsatilla es variable, pero básicamente simple, no compleja. Pulsatilla es un río modelado por su entorno. Phosphorus es una nube, también cambiante pero difundiéndose. Phosphorus tiene una fuerte imaginación. Incauta. Sulphur tiene una gran imaginación que es muy compleja. Pulsatilla no puede generalizar sobre cómo es porque cambia. Si alguien dice que es de alguna manera, no se pone a hacer conjeturas, puede ser cierto e intenta ser de esa manera. Sulphur no cambia; orgulloso de tal como es en todo; siempre él mismo en toda circunstancia.

Las ideas Pulsatilla son blandas. No definidas. Fácilmente cambiadas y modeladas. Emocionalmente excitable con facilidad. Rápidamente animada si alguien viene a ella con ánimo festivo. Físicamente, las descargas son variables. No siguen ningún patrón. Difícil obtener modalidades de ella. Síntomas erráticos. Menstruaciones variables. Femenina, voluptuosa, grandes labios. Sistema circulatorio fácilmente relajado y fácilmente estimulado. Se ruboriza con facilidad. El movimiento lento es característico. El movimiento suave es más agradable, la mantiene lejos de la pereza, pero el ejercicio le acarrea síntomas por la excitación. Ferrum se vuelve sobreexcitado y sofocado como Pulsatilla, pero está cansado y anémico. Sensible al ruido, al arrugar papel. No excitable. Pulsatilla se agrava por el calor. En situaciones agudas pueden agravarse por el frío. Languidece en una habitación caliente. Empeora por el sol. Puede tomarlo si puede pasear o bañarse con frecuencia para enfriarse. Pulsatilla tiene un calor sofocante. Phosphorus puede tener un calor ardiente. Empeora al tomar bebidas calientes (como Phos.). Le gustan las cosas frías. No es sedienta. Los pies se le calientan. Debe descalzarse. No tolerará una sauna (Lachesis, Apis). Temor a sitios cerrados. Siente que se puede sofocar. Mejora con agua fría, aire del mar, etc. No tolera las grasas ni comida que le dan sensación de calor. Empeora al tomar alcohol que sobreestimula su sistema nervioso. Aversión a las grasas y al cerdo. Desea o tiene aversión por la mantequilla. Empeora ante los cambios (Natrum mur. que es cerrado empeora en una habitación cerrada). Empeora al anochecer; persona madrugadora, despierta al alba y ama la mañana (Phos.). Se deprime en el crepúsculo (Phos.). Phosphorus y Pulsatilla pueden estar mejor en el crepúsculo.

Pulsatilla puede ser emocionalmente fuerte, si está sana y los síntomas son físicos. Llora fácilmente. Aliviada por el llanto. Pulsatilla es maleable, variable. (Ignatia tiene un conflicto interno; idealistas, el mundo les falla, se hacen frías y duras.) Mejoría por consuelo. Puede llorar a propósito para sentirse mejor. Puede entrar en un estado autocompasivo. Despierta tu compasión. Las relaciones son muy importantes. Necesita un anclaje fuerte, estable. Forma una relación, conecta con alguien, incluso con una persona negativa, en tanto él sea fuerte. Puede ser promiscua durante su juventud, pero una vez formada una familia es leal.

Maternal, aficionada a dar y recibir masaje. Sensual. En un marco donde culturalmente la sensualidad no es aceptada, suprimirá su deseo, y sufrirá por ello. Te dirá que lo echa de menos. Gran deseo sexual; sexual física y emocionalmente. No tanto a través de fantasía sexual. (Phosphorus ama el contacto emocional, y la intensa fantasía sexual, no tanto la parte física.) Un individuo dulce, cortés, con agradables y delicados sentimientos. Optimista, pero fácilmente desalentado. Nunca puede ser agresivo o cruel. No quiere imponerse. Compasiva hacia los próximos a ella. Puede preocuparse por un miembro de su familia, pero no asume los sentimientos del otro. Una flor que se dobla al viento, buscando un palo al que afianzarse. Puede volverse una fanática extrema. Entonces no juzga por sí misma. Lleva la actitud de otra persona al extremo. Los patrones alimenticios pueden volverse rígidos. Atraída por dogmas, por comunidades dogmáticas y espirituales. Variable, propensa a cambiar un dogma por otro. Puede hacerse tan inflexible que casi llega a un estado catatónico. Se sienta como un árbol que necesita ser regado. Apatía en la fase final.

Rhus toxicodendron

Rigidez, en todo el cuerpo, especialmente en articulaciones. La mandíbula está rígida y cruje. A nivel emocional es incapaz también de calidez y expresión espontáneas: cierta frialdad. En el amor, prefieren que el otro les muestre amor y afecto, más que mostrarlo ellos. Tienen miedo a ser heridos. Se vuelven rígidos a nivel mental y tienen ideas fijas. La idea principal es de estar rígido y trabado, incapaz de relajarse. Sienten los tendones rígidos y duros, tienen que moverlos todo el tiempo, estirarlos constantemente para desentumecerlos. Región cervical muy sensible; estira el cuello todo el tiempo. Gran sensibilidad a las corrientes en el área cervical —tiene una especie de embotamiento mental y después como una somnolencia—. Empeoramiento con el tiempo frío y húmedo. Sufrirá las consecuencias de una corriente aunque sea un momento (Kali carb.), pero Kali carb. no tiene la sensibilidad en el área cervical (Cale. phos., Cimic. son también sensibles en la región cervical). Peor tras la exposición al frío, humedad y lluvia. Bordes superiores del trapecio muy afectados. Extrema inquietud, se alivia moviéndose. El primer movimiento es doloroso y alivia, pero sólo momentáneamente y después debe cambiar nuevamente de posición. Se sentará estirándose, moviendo sus piernas, sintiendo como si un torno hubiera trabado la parte que está rígida. Estando rígido, continuamente se esfuerza para moverse. (Sepia tiene una especie de ritmo interno que ha de ser expresado a través de la danza.) Rigidez y crujido en todas las articulaciones, pero sobre todo en el cuello.

Fácilmente irritado, no hay gran margen de tolerancia (para agravación, ruidos, etc.). La ansiedad puede progresar a otro estado, un temor a que le suceda alguna desgracia. Peor con los cambios de tiempo; se siente desdichado, infeliz, desalentado y desesperanzado. Empeora con el agua; el agua puede, ocasionalmente, antidotar el remedio. Mejor en tiempo cálido, seco, alivia a nivel local, general e incluso emocional. No pueden conocer la calidez y la emoción por ellos mismos. Rigidez, como atados a nivel emocional. Pueden ser supersticiosos después de ideas fijas en el plano mental. Empeoramiento al anochecer (Puls., Phos.), que puede continuar toda la noche. Muy rígido y dolorido al despertar. Gran deseo de leche, lo que puede disminuir tras dar el remedio. Deseo de queso (Cist., Puls., Ign.) Deseo de yogurt (Nat. sulph.) Parálisis, corea, especialmente tras exposición a frío o humedad. Erupciones con vesículas, ardor con gran picor. Mejoría al aplicar agua muy caliente. Puede confundirse con Arsenicum por la inquietud, etc. Tienen la idea fija de que podrán matar a alguien. (La gente que sufre mucho de artritis puede no tener demasiados síntomas o perturbaciones en el nivel mental/emocional.)

Sepia succus (primera versión)

Cuando se estudia Sepia viene a la mente la palabra «ESTANCAMIENTO». Estancamiento como resultado de alguna acción sobre el plano dinámico. Cuando los dos polos de la energía del cuerpo se juntan y causan un estado de no existencia. (Normalmente, hay una situación bipolar, con el sexo determinado por la prevalencia de una de las hormonas en el cuerpo.) Lo que sucede cuando el equilibrio hormonal es exactamente el mismo en el cuerpo, es lo que se da en Sepia. Exacto equilibrio de dos fuerzas opuestas. (El impulso sexual es un impulso para producir un equilibrio, para liberar el exceso de unas u otras hormonas.) En Sepia, no hay ninguna necesidad para tal liberación. El equilibrio hormonal es idéntico, de modo que son indiferentes al sexo. La idea de neutralidad. No es consciente de su aversión al sexo hasta que la pareja se lo pide, entonces se da cuenta que tiene aversión.

La idea de estancamiento. Ella no tiene las curvas naturales de las mujeres. Ninguna curva, es delgada, de pecho plano. (El lóbulo anterior de la hipófisis no trabaja adecuadamente.) Si una mujer tiene esa constitución, el trastorno es congénito. Será difícil corregir este equilibrio. Esterilidad, abortos habituales. Abortos entre el tercer y quinto mes. Frigidez, gran sensibilidad en el equilibrio hormonal. No pueden tolerar las tensiones. Por frecuente relación sexual, puede venirse abajo, desequilibrarse.

La idea de estancamiento en el nivel físico. El sistema nervioso autónomo tiene dos fuerzas que se oponen y neutralizan. Estancamiento del útero, prolapso del útero. El músculo se debilita por la pérdida de control del sistema nervioso autónomo. Sensación de plenitud en el recto. Tiene estreñimiento sin deseo. Sensación de vacío en el estómago, una especie de hambre la corroe. Aversión por la comida, incluso por el olor. Náusea constante, peor de mañana (náusea matinal del embarazo). Especialmente si hay aversión al sexo desde que quedó embarazada. Aversión al marido. Come y come, y no obtiene sensación de plenitud. Los vasos no se contraen y dilatan. Recuerda la enfermedad de Raynaud. Sepia tiene baja tensión sanguínea. Parálisis de los vasos; no funcionan adecuadamente. De blanco a rojo y a azul con el estancamiento, necesita vigorosa actividad para contrarrestarlo. Mejoran al realizar una actividad enérgica. Paseos rápidos y largos.

El estado emocional tiene también la misma idea de estancamiento. Parálisis emocional. Se siente sin emoción. No puede ser estimulada para sentir alegría o emoción con nada. Las emociones que han sido aquietadas se refieren a los afectos y la alegría de vivir. Puede permanecer tanto tiempo en tal estado que no puede recordarlo. Cuando se siente mejor, la vida corre de nuevo por ella. Cólera, irritabilidad, son fácilmente vistas en Sepia. Golpeará a sus hijos entonces. No siente el natural afecto de una madre hacia su hijo. Tampoco es capaz de sentir el natural afecto o amor hacia su marido. Lógicamente, puede decir que él es bueno en tanto permanezca separada de él en la cama. Cuando él le hace proposiciones, entonces ella le odiará.

El lumbago mejora por presión firme. Palpitación al acostarse sobre el lado izquierdo. No puede tolerar presión en torno al cuello (Lachesis). Cansada, quiere permanecer sola; aversión a la compañía. No puede tomar comidas grasas. Este mismo cuadro con aversión al sexo lo hace Sepia y no Lachesis. Temor, cree que algo no puede hacerse. Habitualmente, Sepia llorará durante la consulta. Accesos de llanto. Lleva todo su sufrimiento hacia la mente. Con el tiempo desarrollará tremenda ansiedad, una sensación de que algo malo va a ocurrir. La ansiedad Sepia es una de las peores. Llorará día y noche sin saber por qué.

Ansiedad con un elemento desconocido, que algo va a suceder. Este estado de llanto continuo se produce tras un largo tiempo de haber sido Sepia. (Phosphoricum acidum dará un cuadro similar con falta de sentimientos.) En tal estado emocional, lo mejor es aislarse. Nerviosismo, excitabilidad en chicas jóvenes. Risa en una fiesta; reirá, bailará. Tremenda excitabilidad, en niños; cuando es una niña tendrá la impresión de que no puede cansarse fácilmente. Tensa, excitable, rubor. No puede contrarrestar los estímulos cotidianos de la vida.

La misma inmovilidad parece prevalecer en la mente. Embotamiento; se siente estúpida. Pérdida de la función de reflexionar sobre el significado de la pregunta. Le lleva mucho tiempo dar la respuesta. Mente ausente. Indolencia, aversión a hacer cualquier cosa porque se siente débil mentalmente. Nada parece excitar la mente embotada, indolente. Estancamiento mental; ningún pensamiento se desarrolla. Mejor sentada con las piernas cruzadas. Prolapso de los órganos viscerales. Estado de fijación. La mente, dentro de su embotamiento, puede observar objetivamente porque no está comprometida. Sepia no tiene emoción —inmovilidad mental—. Conoce la debilidad de todos los que la rodean. Tal estado mental es similar a los buscadores de la Verdad; la idea del desapego, tan profunda interiormente, tiene esa intensidad; supresión intelectual, más que sometimiento. Estos buscadores de la Verdad sienten como si aminorasen las emociones, desapego forzado. Fuerzan en sí mismos un estado Sepia. Podemos tener un guru en el estado Sepia. Estado en el que todo está tan suprimido que no pueden regresar a su vida normal.

Si tenemos un caso estropeado por muchos remedios, Sepia puede hacer retornar el caso. Podemos suprimir con drogas o podemos suprimir con el poder de la voluntad. De cada diez casos Sepia, uno es hombre y el resto mujeres.

La inmovilidad se presenta por un proceso intelectual de la mente. El joven es sensible y excitable. Una vez que es herido, intenta hallar un escape. Para impedir esto, aquieta sus emociones y tanto como le sea posible controla el impulso sexual. Después viene una incapacidad de pensar, una pesadez, embotamiento. Intenta activar la circulación del cuerpo, y cuando lo hace se siente mejor. Sepia tiene más que aversión por la sal.

Sepia succus (segunda versión)

Friolera, mejora con el movimiento enérgico (no exactamente inquietud). Alta, delgada, atlética (como modelos), rasgos afilados, dedos largos. Dura, cáustica y áspera, quizá competitiva. «La mujer Nux vomica.» Otra Sepia es flácida, un poco obesa, cansada, tipo «lavandera», llena de inercia, ya no puede hacer más. Tobillos hinchados, varices, útero prolapsado, músculos flácidos, se siente hundida muchas veces. Una situación de quietud, estancamiento, insensible al cambio. Inercia flácida. Relajada, no tensa. Requiere un fuerte estímulo para que se mueva. Un estado de equilibrio entre masculinidad y feminidad. La mujer parece masculinizada. El hombre, afeminado. No reacciona. Ninguna tensión crea movimiento. Apática. No le interesa el sexo opuesto. Los sistemas simpático y parasimpático no son dinámicos, estado equilibrado. Ninguna respuesta. El útero se prolapsa estando de pie, después gradualmente tira hacia atrás. No hay respuesta rápida habitual al cambio de fuerza gravitacional con el cambio de posición. Necesita mucho estímulo para obtener una respuesta. El equilibrio es demasiado igual. Necesita estímulo para funcionar. Estancamiento sin estímulo. Recibe cualquier influencia externa y saca mucho provecho de ella. Entusiasmada, excitada, por estimulación externa. Niños muy excitables (Phos.). Sensacionalismo. Busca cualquier cosa que la haga continuar. Requiere mucho estímulo para funcionar sexualmente. La respuesta a una propuesta sexual requiere demasiado esfuerzo. Aversión al sexo cuando se aproxima. Reacciona con un sentimiento de repulsión mediante irritabilidad, cáusticamente. Frecuentes abortos, no puede retener al feto. Músculos flácidos. La esencia de Ignatia es una falta de emoción muy cargada. Ignatia es dos mentes equilibradas, pero en gran conflicto, dando como resultado un estado de tensión y una dureza como el acero. Sepia es dura y cortante, sarcástica, incisiva. Sin sentido de los límites a los que puede llegar. No le preocupa si hiere a alguien. Puede ser muy inteligente, de mente penetrante. Ve a través de la gente y puede permanecer desapegada (desapego patológico). No intencionalmente maliciosa. Siente que nada se mueve dentro. Profunda conciencia de que en su interior realmente nada le preocupa. Esto la asusta, y le causa «llanto sin causa». Siente que no hay cura posible para ella. Miedo de que realmente no esté viva por dentro. Calc. tiene similar miedo de que no haya esperanza pero intenta ocultarlo. Ambas lloran por razones parecidas. Sepia no puede explicar por qué llora. Calc. siente que se está volviendo loca. Mente inmóvil hasta la ausencia de pensamiento (en edad madura). Debe hacer algo para estimular a la mente que continúe; ejercicio vigoroso, poderosos estimulantes, se frota la frente (Alum. para aliviar la sensación de telaraña, el velo sobre la mente.) Natrum mur. tiene también debilidad en los ojos; físicamente similar al delgado y precoz Sepia; romántico pero puede perder su sexualidad por miedo al rechazo. Cuesta un montón llenar su estómago. Éste no responde, no se siente lleno. Puede arremeter contra niños que la solicitan.

Silicea

La idea clave que describe a los pacientes Silicea es que son CONDESCENDIENTES. Es una especie de recato o timidez, pero no cobardía (como Lycopodium o Gelsemium). Es una sumisión que surge de una falta de energía para insistir en su punto de vista, aun cuando éste pueda ser fuertemente sostenido. Son muy agradables y dulces, es fácil avenirse con ellos.

Los pacientes Silicea son intelectuales, pero no agresivos o críticos como Lachesis. Tienen una sensibilidad muy refinada, y son muy inteligentes. Si intentas imponer una opinión a una persona Silicea, no se opondrá. Es sensible a las impresiones y por tanto tiene en cuenta tu punto de vista. Comprende muy bien dónde tienes razón y dónde te equivocas pero guarda sus opiniones para sí. A diferencia de Pulsatilla, tiene su propia opinión pero no quiere molestarse en imponerla.

Así, Silicea se muestra dulce y reservada —pero en absoluto como Staphysagria, Ignatia o Natrum mur. No es un aislamiento—. Son capaces de hablar libremente sobre sí mismos cuando las circunstancias lo permiten, y hacen amigos con facilidad. Nunca se volverán dependientes o exigentes con el tiempo del prescriptor. Por ejemplo, supongamos que hemos tratado al paciente por algún tiempo sin efecto. El paciente Silicea nunca reclamará o se volverá impaciente. No se volverá dependiente, como Arsenicum o Phosphorus.

Silicea tiene la dulzura de Phosphorus, pero no su extroversión ni dependencia.

Los pacientes Silicea están cansados. Les falta vitalidad, especialmente en relación al trabajo mental. Por tanto, aprenden a conservar sus energías. Van a lo esencial, no discuten sobre irrelevancias —o simplemente con el fin de afirmar su ego.

Los pacientes Silicea son muy delicados, refinados y estéticos, incluso aristócratas. Consideremos por un momento lo que significa el término «refinado»; cuando algo es refinado, se han eliminado los elementos más toscos. Éste es el caso en los pacientes Silicea. Son delgados, pálidos, delicados y muy refinados. Son inteligentes y perceptivos, pero no son enérgicos ni agresivos.

Los clásicos niños Silicea vienen de familias de élite, muy cultas. Son delicados, y fácilmente desarrollan escoliosis. Su inteligencia es, no obstante, tan grande que tiene consecuencias patológicas. Parece que se vuelven hiperestimulados, lo cual les produce más adelante falta de resistencia mental. La mayoría de los niños, cuando sus madres les corrigen, lo recordarán algunos días y después volverán a repetir su error. Los niños Silicea, sin embargo, nunca olvidan. Rápidamente comprenden la razón por la que se les corrige, y se imponen el comportamiento correcto. Esto en un niño representa excesiva represión mental. Los niños Silicea son demasiado serios, demasiado correctos.

La hiperestimulación mental seguida de falta de vitalidad es la base de las descripciones en los libros referentes a profesionales que desarrollan una aversión por su trabajo. Se sienten incapaces de seguir cumpliendo sus funciones. Esto puede compararse con Calc. carb., que puede tener también falta de resistencia mental, pero más a causa de ansiedad y de preocupaciones. En general, los pacientes Calcarea son más ordinarios, más orientados a sobrevivir. Se preocupan de gastos, de posibilidades imprevistas, etc., y desarrollan defensas contra estas preocupaciones. Silicea es más refinado, delicado y vulnerable.

Tal como a Silicea se le puede fácilmente imponer o reprimir mentalmente, lo mismo sucede en el plano físico. Tienden a transpirar abundantemente, especialmente en axilas, nuca y pies, y van bien mientras esto sigue así. No debemos ser impacientes en tratar la transpiración de Silicea. Si por cualquier medio conseguimos suprimirla, habrá problemas tanto para el prescriptor como para el paciente. Si el sudor es suprimido por desodorantes, polvos pédicos, ácido bórico, etc., el paciente puede desarrollar tuberculosis, cáncer, enfermedad renal u otra enfermedad seria.

Por supuesto, la supresión del sudor por medicación presenta los más serios problemas, pero incluso la evaporación puede tener un efecto similar —aunque menos profundo—. Si un paciente Silicea que suda se expone a una corriente que evapora el sudor, puede desarrollar cefalea o artralgias. La transpiración misma es muy característica de Silicea. Es ofensiva y acre. La ofensividad es muy fuerte. El paciente puede lavarse los pies tres veces al día sin resultado. El olor se debe a la descarga de toxinas —como Psorinum, pero no tan severo—; es imposible incluso permanecer en la misma habitación con un paciente Psorinum. Sulphur, por supuesto, destaca por tener una transpiración ofensiva, pero debido a una higiene inadecuada. Los pacientes Sulphur, abstraídos en sus cosas, se lavan sólo por zonas y no del todo —un síntoma difícil de extraer, por supuesto, excepto con preguntas directas (y diplomáticas).

El sudor de pies de Silicea es también acre. No es una transpiración simplemente irritante; verdaderamente se come los calcetines. Si una persona normal gasta un par de calcetines cada dos años, el paciente Silicea los gasta en tres meses.

Considerando el estado mental reservado, sumiso, de los pacientes Silicea, no sorprende que desarrollen tumores de todo tipo —fibromas, quistes mamarios, hinchazón glandular, verrugas, etc.—. Estos tumores son generalmente duros (como Calc. fluor y Baryta mur.). Incluso desarrollan queloides, como Graphites. Las figuras son otra alteración común de la piel. Las uñas son quebradizas y característicamente, tienen muchas manchas blancas.

Por supuesto, Silicea es famosa para abrir abscesos profundos y curar a pacientes con tendencia a las supuraciones. Esto es así cuando cubre al paciente como un todo. Por ser Silicea un remedio de acción muy profunda, es arriesgado prescribirlo rutinariamente dondequiera que un absceso necesita abrirse. En pacientes con tendencias supurativas, Silicea puede ayudar momentáneamente, incluso cuando no cubre al paciente como un todo. Pero, ¿qué efecto tendrá para las supuraciones que se desarrollarán más tarde, las cuales pueden hacerse más profundas y más resistentes al tratamiento?

La sumisión de Silicea se muestra característicamente en su bien conocido estreñimiento. Las heces son duras y los músculos rectales inactivos. Hacen gran esfuerzo, pero las heces vuelven hacia adentro, y el paciente lo deja. Apropiadamente los textos lo llaman «deposiciones vergonzosas».

Considerando las tendencias alimenticias, Silicea tiene aversión por la sal, carne y leche. Hay intolerancia a grasas y leche. También he observado que Silicea puede tener deseo de huevos (como Calc. carb. y Pulsatilla).

Si se ve un paciente con muy poca sintomatología mental o emocional puede resultar difícil diferenciar Silicea de Nitricum acidum. Ambos tienden a ser delgados y frioleros. Ambos tienen transpiración acre. Ambos tienen tumores, verrugas y fisuras. Ambos tienen manchas blancas en las uñas. Basándose en síntomas puramente físicos las claves diferenciadoras son la sal y la grasa. Nitricum acidum desea grasa y sal, mientras que Silicea tienen aversión por la sal e intolerancia a las grasas. Por supuesto, generalmente los síntomas emocionales hacen la diferenciación inconfundible. Nitricum acidum es muy ansioso, dependiente y exigente. Silicea, por otra parte, es más considerado, paciente y dócil.

Silicea nota mucho el frío, pero se debe recordar también que durante procesos agudos, Silicea puede ser intolerante al calor de las habitaciones cargadas —como Pulsatilla—. Inversamente, Silicea puede agravarse por corrientes, incluso aunque él o ella pueda no sentir particularmente la corriente. Esto contrasta con Kali carb., que siente la corriente pero no se agrava mucho con ella. A veces, Silicea mejora cuando el tiempo cambia a frío seco.

Es muy interesante notar que Silicea, como Calcarea, se agrava durante la luna llena. Parece que los pacientes con déficit de elementos corrientes en la tierra —y probablemente en la luna— se afectan con las fases lunares.

Los pacientes Silicea tienen una relación particular con los alfileres. Espontáneamente no lo dirán, pero preguntando se puede averiguar que tienen miedo a los alfileres y a las cosas puntiagudas. Ocasionalmente, éste puede ser un síntoma confirmatorio. Otro síntoma Silicea peculiar es la sensación de un pelo sobre la lengua —como Kali bich.

Los pacientes Silicea, en mi experiencia, no desarrollan habitualmente patología severa en los planos emocional o mental. Sobre todo, se quejan de falta de vigor mental. A veces, pueden desarrollar ideas fijas, lo que no sorprende a la vista de la formación de tumores duros. Tienen prejuicios categóricos que simplemente no pueden cambiar; por ejemplo: «El sexo es pecaminoso bajo cualquier circunstancia». Es como si una pequeña porción del cerebro se hubiera esclerosado, causando pérdida de flexibilidad del pensamiento respecto a conceptos específicos.

Stannum metallicum

La palabra que caracteriza a Stannum es AGOTAMIENTO. Siempre que un paciente presenta debilidad general, como principal trastorno a cualquier nivel, Stannum es uno de los principales remedios a tener en cuenta. Hay flojedad y debilidad crónicas y profundas que matizan cada aspecto del caso.

La apariencia Stannum es característica. Son antiguos pacientes tuberculosos (tuvieron tuberculosis hace veinte años) que ahora se quejan de resfriados, gripe y muchos problemas bronquiales. A lo largo de la vida se van debilitando progresivamente hasta que cada resfriado les lleva a un gran agotamiento y a procesos bronquiales con mucosidad copiosa, de sabor dulce; en Stannum, los bronquios son una localización preferente. Estas personas tienen la piel de color amarillo cobrizo. La piel es gruesa —como cuero—. La persona Stannum es delgada, pálida y se muestra agotada. Nunca veremos un paciente Stannum con un color rosado como vemos en Pulsatilla, Ferrum o Calc. carb.

El agotamiento de Stannum casi no tiene paralelo. La debilidad es tan grande que tienen una sensación de calor bajo la piel. Dicen incluso que sus ojos «arden de debilidad». Otra descripción que utilizan es que la debilidad parece fluir por las venas. Por supuesto, la fatiga es un síntoma común en todos los enfermos, pero en Stannum es tan notable que los pacientes utilizan dichas imágenes tan gráficas para describir sus sensaciones.

Tan grande es el agotamiento de Stannum que incluso el más ligero ejercicio es causa de gran agravación. Se agotan incluso por el esfuerzo de hablar; cuando un paciente dice que le falta el aliento tras hablar durante algunos minutos por teléfono, hay que pensar en Stannum. Observando al paciente sentado tranquilamente en la silla, nunca imaginarías la gravedad de su situación. Sin embargo, cuando le pides que se suba a la camilla, inmediatamente se queda tan falto de aliento que uno se alarma. Incluso el acto de ir a lavarse la cara por la mañana supone un gran esfuerzo. En mi experiencia, sólo hay otro remedio con semejante agotamiento, Helonias; en Helonias, el solo acto de levantarse de una silla causa gran rubor y agotamiento.

Algunos pacientes Stannum pueden no haber alcanzado aún tal grado extremo de agotamiento, pero, en cualquier caso, en todo paciente Stannum, la fatiga, la debilidad, será el síntoma principal. Incluso si es capaz de continuar trabajando, se agota con su labor habitual y aprovecha cualquier oportunidad para acostarse.

Naturalmente, tal extrema agravación por el ejercicio hace pensar en Bryonia, pero hay bastante más vigor en Bryonia que en Stannum. Incluso en un paciente Bryonia entrando en coma habrá un montón de irritabilidad. Puede parecer que está en las últimas, pero si te aproximas reaccionará. Stannum está mucho más agotado que eso. Está tan débil que está seguro que morirá dentro de pocos años.

Los pacientes Stannum no temen realmente a la muerte. Se sienten tan débiles que racionalmente sienten la muerte cerca. Naturalmente, se sienten desalentados y abatidos. Al principio desarrollan ansiedad por el futuro. Se preguntan: «¿Cómo voy a vivir? ¿Qué voy a hacer?». Es por supuesto una ansiedad lógica, aun cuando pueda llevarse al extremo.

Finalmente, parecen abandonar la lucha contra la enfermedad. Carecen de la energía para hacer otra cosa que desesperarse. No es una desesperanza ansiosa, como Calc. carb. o Arsenicum. Es una auténtica desesperación.

Debido al tremendo agotamiento, los pacientes Stannum no quieren ver gente. No es que no les guste la gente; en verdad, las personas Stannum son individuos muy simpáticos, nada exigentes, que se llevan bien con los demás —parecido a Silicea—. Sencillamente están demasiado agotados para realizar el esfuerzo de saludar a alguien. Los textos describen como «temor» a la gente, pero no es un estado tan intenso o aprensivo, no es exactamente temor. Es simplemente un agotamiento terrible que hace imposible la conversación.

A veces, los pacientes Stannum entran en una especie de estado histérico en que se dispersan sus ideas y no rinden lo suficiente. Empiezan una tarea, luego van a otra y otra —sin dejar nada hecho—. Una mujer puede empezar un cálculo, entonces recuerda que ha de preparar el té para el marido, después que hay que sacar la basura, etc. Parece que la debilidad de la mente se hace tan grande que no puede mantener su objetivo. Otras ideas se inmiscuyen y no puede separarlas ni organizarlas debidamente.

Estos pacientes agotados, tuberculosos, experimentan neuralgias que aumentan y disminuyen gradualmente. Típicamente, los síntomas Stannum aumentan y disminuyen durante las horas diurnas —siguiendo al sol, como se describe en los textos—. Esto no es agravación por exposición al sol; más bien, es una gradual intensificación que empieza en torno a media mañana, alcanza un pico hacia las dos de la tarde y después una declinación a última hora de la tarde. Las cefaleas Stannum, por ejemplo, se agravan típicamente entre las diez de la mañana y las cuatro de la tarde. Esto se aproxima a la agravación de Natrum mur. entre diez y tres, pero se prolonga más tarde después del mediodía y tiene una típica curva de intensidad ascendente y descendente.

Los trastornos Stannum también tienen —sea neuralgia, cefalea, tos o lumbago— una característica agravación a las cinco de la mañana.

Los pacientes Stannum describen a menudo una debilidad característica en el tórax, aunque no sufran de tuberculosis, disnea o asma bronquial. Parece ser una especie de vacío, pero generalmente los pacientes utilizan el término «debilidad». Especialmente se presenta cuando habla. He visto esto muchas veces en Stannum.

Hay un síntoma peculiar en Stannum: ansiedad antes de la menstruación, que mejora al comenzar ésta. Es una característica importante. Tal síntoma sugiere Lachesis, pero hay que recordar Stannum, especialmente en una paciente que se queja de fatiga, extrema agravación por el más ligero ejercicio y agravación diurna.

Phosphoricum acidum, por supuesto, es un remedio en que se piensa a menudo para casos de pacientes agotados, pero en éste se trata mucho más de debilidad emocional. La característica principal de Phosphoricum acidum es la apatía. Un paciente Phosphoricum acidum puede estar viendo quemarse su casa y no se moverá en absoluto. Los pacientes Stannum, sin embargo, tienen sentimientos a pesar de su agotamiento. Una joven Stannum con tuberculosis puede enamorarse de un hombre; ella tiene sentimientos. Un hombre Stannum puede disfrutar su nuevo coche, mientras que un paciente Phosphoricum acidum estará completamente indiferente ante tales cosas.

Muriaticum acidum es otro remedio que muestra como característica una tremenda debilidad, pero él no es consciente de ello. Como Opium, el paciente Muriaticum acidum siente incorrectamente que nada va mal. Generalmente, la debilidad Muriaticum acidum se aplica más a situaciones agudas —una fiebre y septicemia que determina completo agotamiento, especialmente en el nivel físico—. Sin embargo, ésta es una situación completamente diferente y no se confunde con facilidad con Stannum.

Staphysagria

La idea principal que caracteriza a Staphysagria es SUPRESIÓN DE LAS EMOCIONES, en particular las centradas en torno a relaciones románticas. Los pacientes Staphysagria son muy excitables. Sus problemas por tanto se complican cuando no permiten salidas naturales a su excitación. Ello puede manifestarse básicamente en dos maneras representadas por mujeres y hombres. En mujeres, la supresión emocional resulta en un estado de pasividad dulce y resignación —una especie de timidez—. En hombres, esta sensibilidad puede no ser tan obvia; al mundo exterior pueden parecer varoniles, incluso duros, pero dentro experimentan la misma clase de delicada sensibilidad y vulnerabilidad romántica.

La mujer Staphysagria es más bien delicada y muy excitable. Es una persona agradable, muy considerada hacia los demás. Siente que sus problemas le pertenecen sólo a ella, así que nunca querrá ser una carga para ellos. Al inicio de la entrevista homeopática, la paciente Staphisagria ofrece muy poca información. Tiende a hablar sólo de los problemas específicos. No es que sea una persona cerrada en sentido estricto; es simplemente reacia a convertirse en una carga para el prescriptor. La mujer Staphysagria no es enérgica ni extrovertida. Es reservada pero con dulzura. Si el prescriptor muestra un sincero interés y simpatía, la paciente se abrirá rápidamente. Aquí hay un marcado contraste con Ignatia, que es verdaderamente reservada; la paciente Ignatia es distante y cautelosa —difícil de abrirse.

La paciente Staphysagria nunca es egoísta, cruel o arrogante. Incluso el hombre Staphysagria, que puede parecer duro y varonil en la apariencia externa, es muy sensible y tímido en su interior. Hay una verdadera humildad que surge de una asunción interna de impotencia. La paciente Staphysagria se siente incapaz de luchar incluso por sus propios derechos. En su primera juventud, experimenta algunos enfrentamientos —aunque menores— y rápidamente aprende a someterse en cualquier disputa o imposición.

Incluso cuando ella tiene razón —cuando alguien la trata injustamente— no luchará. Se traga su indignación, pero la distinción clave en Staphysagria es que no hay amargura. La supresión pasiva de las emociones es entonces el desencadenante del cuadro patológico de Staphysagria. Aunque sigue tan dulce como antes con su sentido de impotencia, hay un profundo debilitamiento interno de los procesos curativos. Una especie de endurecimiento o INDURACIÓN se desarrolla en el plano mental. La herida emocional nunca cura del todo, y la sensibilidad innata de la paciente aumenta a un grado incluso mayor. Se siente incluso más vulnerable, menos enérgica y consecuentemente suprime sus emociones incluso más que antes.

El proceso de induración como resultado de supresión es particularmente visible en el plano físico. Las heridas no curan fácilmente. No es que supuren o se hagan «amargas», para continuar con la analogía con el plano emocional. En lugar de ello, los tejidos lesionados se endurecen. Hay un desarrollo de tumores duros, insensibles o induraciones crónicas de varias clases. Esto se ve particularmente en los órganos sexuales (ovarios, útero, testículos) —como cabría esperar, dada la excitación romántico/sexual y la sensibilidad del paciente Staphysagria—. Un buen ejemplo de este proceso se halla en la evolución de los orzuelos. En Staphysagria, los orzuelos no sólo vienen y van como en otra gente, sino que dejan pequeñas induraciones que no desaparecen con el tiempo.

Staphysagria es uno de los remedios que se caracterizan por tener sufrimientos por pena. De nuevo, hay en Staphysagria una especie de «dulzura» frente a la pena. En contraste, los pacientes Ignatia y Natrum mur. que han experimentado muchas penas se vuelven amargados; es como si tuviesen una espina dentro, y se hacen difíciles de abordar. Si observas más profundamente tales pacientes, ves una amargura, una aspereza que pincha como una espina. En Staphysagria, por otra parte, tus observaciones encuentran una especie de dulce resignación.

Un aspecto clave de los padecimientos por pena de Staphysagria es que siempre tienen que ver con relaciones románticas. El prolongado sufrimiento que experimentan raramente surge por penas causadas por contrariedades profesionales, reveses financieros o incluso por fallecimientos en la familia. Son gente agradable y se llevan bien con la gente; si hay un revés laboral, se recuperan fácilmente y continúan. En contraste, los pacientes Aurum se colapsan totalmente tras un fracaso en los negocios; sufren una pérdida y se pegan un tiro o se tiran de un edificio alto. En Ignatia o Natrum mur. una cuidadosa historia pasada revelará el inicio de los problemas tras el fallecimiento de familiares o seres queridos. En Staphysagria, el sufrimiento tiene lugar más comúnmente en relación a decepciones románticas.

La dulce resignación del paciente Staphysagria es una especie de timidez, aun cuando Kent no incluye Staphysagria en el rubro Timidez. La razón de esto es que tales pacientes pueden no parecer tímidos en público, en sus ocupaciones, en fiestas, etc. Son gente agradable y pueden ser del todo amistosos. Su timidez se manifiesta cuando encuentran a alguien por quien se sienten románticamente atraídos. Desarrollan entonces una activa vida fantasiosa, pero temen demasiada intimidad; éste es el origen y escenario de su timidez.

El paciente Staphysagria, como he dicho, es muy excitable. Él o ella se estimula fácilmente por una relación romántica. Los campos de la fantasía e imaginación románticos se intensifican. Ella piensa en su amado todo el día. De noche, antes de dormirse, repasa en su mente encuentros pasados con su amado e imagina posibilidades futuras.

Su problema, sin embargo, llega cuando la relación se hace real. Ella está más cómoda a distancia. Puede estar fácil y plenamente satisfecha con una relación puramente platónica. Tal paciente puede obtener gran placer de esta relación mental durante muchos años.

Por su alto grado de excitación y por el hecho de que no permite salidas naturales a sus sentimientos, el paciente Staphysagria da mucha importancia a las cosas pequeñas. Pequeños gestos, como si su amado la saluda con el entusiasmo esperado, etc., se exageran desproporcionadamente. Fácilmente puede quedar satisfecha por estas pequeñas cosas pero puede también sufrir gran dolor por ellas. Por esta razón —y también por ser reacia a ir más allá del campo del romanticismo fantasioso— muchas de sus relaciones no perduran. Experimenta decepciones, y su vulnerabilidad aumenta.

De este modo vemos en pacientes Staphysagria muchas penas románticas. Fácilmente se enamoran, fantasean y después se decepcionan. Es tras la repetición de tales episodios que desarrollan patología en el nivel físico. Tras una decepción —o enfrentamiento— padecen diarrea, micción frecuente, desarrollo de tumores duros, agrandamiento de próstata, etc. Pueden sufrir cefaleas, especialmente una peculiar sensación como madera en las regiones frontal y occipital. Esta sensación de madera es muy característica, y se corresponde así mismo con el proceso de endurecimiento hallado en otros niveles.

Es importante recalcar que los pacientes Staphysagria se excitan muy fácilmente. Los cinco sentidos pueden excitarse a extremos febriles. Naturalmente, esto, junto con su miedo a relaciones más íntimas, lleva a la fuerte tendencia a la masturbación para la que es famosa Staphysagria. La fantasía del paciente Staphysagria alcanza tal intensidad que necesita una salida, de modo que el paciente satisface esta necesidad con la masturbación.

Por su alto grado de sensibilidad, los pacientes Staphysagria se inclinan a menudo por lo artístico. Sin embargo, esta inclinación implica generalmente actividades artísticas solitarias —pintura, música, poesía—. Sería muy inusual hallar Staphysagria indicada en un extrovertido actor de teatro o un cantante. Podemos encontrar, por ejemplo, un capitán de barco que necesita Staphysagria. La primera impresión nunca sugeriría Staphysagria para un hombre en una posición que requiere tal autoridad y dureza. Pero descubrimos que internamente tiene un sentido estético muy refinado; dedica sus horas de ocio a escribir poesía romántica. Tal imagen puede llevar a Staphysagria.

Recuerdo a un hombre de treinta y cinco años que respondió bien a Staphisagria. Era un hombre agradable, hacía amigos con facilidad pero era crónicamente reacio a verse comprometido en una aventura amorosa real. No es que fuera homosexual; simplemente temía las relaciones íntimas. Admitió ante mí que su mayor problema era la masturbación. Se sintió impulsado a masturbarse diariamente desde los siete hasta los treinta y cinco años. De algún modo sentía que esto era excesivo, y repetidamente decidía controlarse; pero el día siguiente su voluntad se debilitaba y continuaba con su hábito. Esto se convirtió en un problema tremendo para él. Yo creo que de no haber recibido Staphysagria habría degenerado en una terrible situación.

Cuando experimentan penas o enfrentamientos directos, estas personas tan sensibles son fuertemente afectadas en el sistema nervioso en particular. Inmediatamente sufren temblor interno, y eventualmente esto puede evolucionar a corea. También el sistema circulatorio puede verse afectado; puede presentarse hipertensión arterial o una distribución desigual de la sangre en el cuerpo. La cara puede ser roja o pálida, y los labios azules.

A partir de la imagen presentada hasta aquí, el lector puede fácilmente predecir los efectos de Staphysagria sobre la esfera sexual. Al principio hay gran excitación, en particular cuando no está en presencia del amado/a. Esta excitación se libera a través de la masturbación. Pero ante una situación sexual real, el paciente se vuelve impotente o frígido.

En niños, por supuesto, no vemos la misma imagen que en adultos. No obstante, el tema principal es aún la supresión. Podemos ver retraso mental causado por supresión de tendencias naturales provocada por padres o maestros. Recuerdo un caso de un niño de once años el cual era inteligente, cordial y extrovertido hasta que fue enviado a la escuela a la edad de seis años. Al segundo año en la escuela ya empezó a ir retrasado. En la época en que me lo trajeron todos lo veían como retrasado mental. Perdió tres años completos de escuela. Su comportamiento era muy perturbador. Acostumbraba a golpear a su madre de tal manera que, al principio, prescribí Stramonium, sin efecto. Finalmente, comprendí que el punto crucial en este caso estaba en el momento en que entró en la escuela, de modo que pregunté con insistencia por las circunstancias de esa época. Resultó que los padres solían pelearse bastante, lo que indudablemente afectaba al niño, pero esto sucedió en un período de años. Finalmente, descubrí que era zurdo por naturaleza, hasta que el maestro le obligó a escribir con la derecha «como todos los demás niños». Por experiencia anterior yo sabía que tal comportamiento reprimido podía suponer una profunda influencia. Sobre esto prescribí Staphysagria y ahora este niño no sólo es capaz de cumplir con sus deberes escolares, sino que además está recuperando rápidamente los tres años perdidos.

En fases posteriores de la patología Staphysagria, la hipersensibilidad puede manifestarse como una excesiva irritabilidad. Staphysagria puede hacerse destructivo y violento —no tanto como Stramonium, pero sí en grado significativo—. En esta fase se puede confundir fácilmente Staphysagria con Coffea. Ambos son muy excitables. Sus sentidos, especialmente el oído, pueden hacerse muy sensibles; aunque no comparable con Stramonium.

Las fases en el nivel mental son predecibles a partir de la imagen básica de Staphysagria. Al principio, tras una fuerte pena o un enfrentamiento, hay un temblor interno. Después, esto puede evolucionar a corea. He visto varios casos de corea curados con Staphysagria. A continuación, se puede ver pérdida de memoria. El paciente se vuelve mentalmente fatigado y olvidadizo. Él o ella puede leer algo y no recordar lo que acaba de leer. El tan destacado endurecimiento del nivel físico algunas veces alcanza también el nivel mental. El intelecto se vuelve duro, inflexible. Se desarrolla una especie de demencia.

El paciente no puede recibir correctamente ideas nuevas o impresiones externas, y él o ella sólo se sienta y mira fijamente. De nuevo, y junto a muchos otros remedios, Staphysagria puede estar indicada en la senilidad cuando la historia previa muestra un proceso de supresión crónica e «induración».

NOTAS ADICIONALES

El sexo puede degenerar en lascivia o lujuria. Un disfrute más allá de lo que es natural. Excesos en relaciones sexuales. Se ve a sí mismo en un estado en que todos dictan lo que él hace con ellos (si tiene muchas relaciones). Puede crear en su mente un estado en que él no controla su vida; todos pueden hacer lo que quieran. Entran en situaciones que realmente no aprueban. No pueden decir no. De este modo, tras un tiempo pueden hacerse un lío. La hipertrofia prostática puede presentarse por promiscuidad, lujuria o mantener prolongadas erecciones para satisfacer a los demás. Fuerza así al sistema hormonal a trabajar en forma no natural. Impotente tras todos los intentos anteriores —corregido por Staphysagria (con Lycopodium como principal remedio para la impotencia)—. Puede tener erecciones dolorosas en la noche, repentinas, prolongadas, muy dolorosas.

Stramonium

Como escribió Kent, lo primero que impresiona de Stramonium es la violencia del estado mental. Es un estado muy activo, agitado, impulsivo. La persona está fuera de control, destructiva, incluso maliciosa en su comportamiento. Destructividad de todo tipo —contra otras persona o contra sí mismo, golpeando, mordiendo, rompiendo, chillando, blasfemando— pero muy especialmente rompiendo cosas. Tal estado puede irrumpir súbitamente y ceder tras un rato, pero la persona no se libera de él. Típicamente es más una manía crónica, o una recidiva frecuente durante un período de tiempo, que un simple paroxismo de furia.

El proceso principal en el estado Stramonium es una irrupción incontrolada del inconsciente, que le lleva a una conducta violenta y agresiva. En una persona normal, los contenidos del inconsciente —evolutivamente, el nivel instintivo animal— se mantienen bajo estricto control por las funciones cerebrales superiores, el consciente, influencias sociales y culturales, y valores morales y religiosos. Cuando una persona enloquece, casi por definición tales controles se pierden o deforman, de modo que la conducta se desvía de la norma. En el estado Stramonium, los instintos inconscientes irrumpen de una forma muy repentina y violenta, y parece no haber posibilidad de que los mecanismos normales establezcan ningún grado de control.

Este tipo de locura se ve en los casos más extremos. Puede estar indicado para un asesino que súbitamente empieza a matar gente indiscriminadamente; por supuesto, nunca se prescribirá ÚNICAMENTE por tal situación (otro posible remedio puede ser Nux vomica, por ejemplo) pero al menos debe pensarse en Stramonium para tales casos. Se pensará también en Stramonium para el tipo de paciente mental para quien no queda otra opción excepto la reclusión forzada en una celda de aislamiento.

Una limitación del *Repertorio* es que no indica las *fases* de desarrollo de los síntomas. Así, cuando se incluyen muchos remedios en la rúbrica Violento, no hay forma de descubrir en qué fase se hace evidente la violencia. En Stramonium, aunque el inicio de la violencia puede ser completamente repentino, hay fases que pueden percibirse antes. Su reconocimiento es muy útil para decidir la prescripción.

La causa original de la locura Stramonium es un shock. Puede ser un susto severo, una conmoción emocional, un golpe en la cabeza o una fiebre que afecta al cerebro (en este caso es muy probable que haya espasmos o convulsiones incluso con pocas décimas de fiebre). La irrupción del inconsciente comienza entonces a manifestarse con síntomas como temor extremo a la oscuridad —necesitan la luz toda la noche—. Puede haber miedos inusuales, como a los cementerios (Stramoniun crece habitualmente en cementerios), a los túneles o lugares cerrados, miedo incluso al ver una gran extensión de agua, a los perros. Síntomas particulares pueden desencadenarse de noche en la oscuridad —hay agravación definida por la oscuridad— o al ver la superficie de una gran extensión de agua. Se dice en los libros que Stramonium se agrava al ver objetos que brillan como metales brillantes, espejos, fuegos; sin embargo, de la experiencia se deduce que esto es más común en relación con la superficie de una extensión de agua. Simbólicamente, tales síntomas representan signos precoces de la irrupción del inconsciente, apenas controlado. A continuación, puede haber espasmos en diversas partes del cuerpo —ojos, cuello y extremidades.

La fase culminante es una plena irrupción del inconsciente que se convierte en locura violenta. Podemos recibir una llamada telefónica de un familiar, el paciente ha empezado súbitamente a destrozar ventanas y mobiliario, y amenaza con matar a miembros de la familia. Es el tipo de paciente que necesitaría inmediata hospitalización, represión y sedantes con el enfoque ortodoxo. Cuando vemos al paciente, está agresivo y fuera de control, o se sienta en una silla con postura rígida y mirada furiosa, arrugas ansiosas en la frente, a punto de saltar y huir de casa en cualquier momento.

Al preguntar, descubrimos que ha estado insistiendo repetidamente que se deje la luz encendida por la noche, y desea con ansiedad compañía en todo momento. Quizá ha estado despierto durante toda la noche llorando y después riendo de manera excesiva durante el día.

Si no se trata, tal caso será inevitablemente internado y reprimido. Con el tiempo, el estado mental puede degenerar en un trastorno convulsivo, o en los frecuentes síndrome cerebral orgánico o síndrome senil.

Hay una relación con la rabia o hidrofobia —Stramonium curará a veces tales casos—. El estado hidrófobo también se desencadena al ver el agua o al oír su sonido. También hay fuerte aversión a beber agua.

Stramonium tiene una intensa ilusión de ser atacado por perros, UN MIEDO A LOS PERROS que le pueden atacar.

El estado agudo de Stramonium puede ser comparado con Belladona. Puede haber fiebre alta de instauración súbita, particularmente la causada por meningo-encefalitis. En Stramonium, la fiebre puede o no ser tan alta como en Belladona, pero es recidivante o continua, en contraste con la remitente de Belladona. Se puede dar razonablemente Belladona al principio; si la fiebre vuelve, Belladona ya no será de utilidad. Hay que buscar otros remedios; si hay delirio violento, agresivo, con el usual cuadro Belladona de cara congestionada, pupilas dilatadas, boca seca, espasmos, etc., entonces debería considerarse Stramonium. El delirio Stramonium se ha descrito ya —rompe cosas, muerde, desgarra vestidos, grita, blasfema—. Es inconsciente de su entorno, de la demás gente, incluso de sus propios sufrimientos. En su actividad, puede mostrar una fuerza sobrehumana (Tarentula). En el despacho, el niño se sienta rígido agarrando la silla, temeroso, con mirada fija, furiosa, a punto de abalanzarse o correr. Cuando cede la manía aguda, el paciente cae en un estado alternante de ansiedad y desesperación.

Al estudiar los remedios, uno debe ser consciente de dónde reside el foco de acción. En Stramonium el foco tiene que ver con el inconsciente, quizá incluso específicamente con el centro de la furia en el hipotálamo. Hay un síndrome clínico que conocen los neurólogos en relación con lesiones cefálicas que causan fractura de la base del cráneo y daño al hipotálamo, que resultan específicas del tipo de furia y desorientación descrito en Stramonium. Un cuadro similar puede presentarse en grados severos de intoxicación alcohólica, cuando la persona pierde todo el control y estalla en una furia irracional.

Stramonium también afecta intensamente al sistema nervioso periférico. Produce en particular un estado espástico del sistema neuromuscular. Ha beneficiado considerablemente a niños espásticos por trauma o ictericia neonatal. Puede aliviar la parálisis espástica vista en víctimas de apoplejía y otras lesiones neurológicas. Tiene también los movimientos elegantes, rítmicos, involuntarios de la corea —afectando particularmente las extremidades superiores—. De nuevo se pone el énfasis sobre situaciones involuntarias e incontroladas del sistema nervioso.

Aunque relativamente menos intensos, Stramonium tiene ciertos efectos físicos. Los más destacados son: cefaleas agravadas por el sol, por el calor, al acostarse y al moverse, habitualmente localizadas en el occipucio pero también en la frente. Meningitis basilar por otitis media suprimida. Cansancio de los ojos por excesivo estudio. Estrabismo causado por fiebre o lesión cerebral. Abscesos crónicos, forúnculos y estados sépticos, particularmente cuando se acompañan de espasmos y convulsiones. Tiene dolor severo en la cadera izquierda (en negrita en el *Repertorio*). Una tos peculiar se desencadena al mirar una luz brillante o fuego. Sensación de sofocación cuando se echa agua sobre la cabeza. En viejos hay retención de orina debida a espasmo vesical.

Así, en comparación con otros remedios, el punto a destacar es la maliciosa, violenta, agresiva e incontrolada irrupción del inconsciente, particularmente en manías crónicas y sostenidas. Stramonium es el más violento, después Belladona y finalmente Hyoscyamus. La violencia Belladona se da principalmente en estados agudos. Durante el delirio Belladona vemos que el paciente quiere trepar por las paredes de la habitación. Se levanta de la cama con fiebre muy alta, y se le ve intentando trepar por la pared en un estado furioso. Las ilusiones de Belladona también serán acentuadas, en especial al cerrar los ojos. Pegar a la gente es también un síntoma marcado de Belladona. Hyoscyamus es más pasivo en su manía, siendo violento cuando es muy afectado por celos o cuando es llevado a situaciones extremas. Deseo de golpear es un síntoma fuerte de Hyoscyamus. La furia en Tarentula ocurre más en paroxismos. Veratrum es tan activo y enérgico como Stramonium, pero generalmente no es tan violento, excepto en circunstancias extremas.

Syphilinum

— Miedo a todo < acostado.
— Ansiedad +++
— Al anochecer desaparecen todas las ansiedades y se siente tranquilo.
— Transpira con la más ligera emoción. Transpira incluso al coser un botón.
— Miedo a resfriarse —tan fuerte que no saldrá fuera de casa.
— Preguntan con ansiedad —convencidos de que algo se puede hacer por ellos.
— Pérdida de autoconfianza —no saben si lo que hacen es correcto o no.
— Comprueban las cosas diez veces. (Phos., Caust.)
— Diferentes tipos de miedo —sin saber a qué.
— Desarrolla una tremenda aversión a cualquier cosa sucia tras una relación con una prostituta. Esto puede ser tan fuerte que tendrán la necesidad de lavarse la ropa si alguien le toca en el autobús. Incluso no estrechará tu mano. Se lava las manos 50-200 veces al día —piel de las manos arrugada.
— Éxito en su profesión —se vuelve muy meticuloso y hábil.
— Si no puede lavarse las manos tendrá sudoración, cefalea.
— Miedo paranoide de que sus hijos también quedarán infecta-

dos si tocan lo que ellos han tocado. Saben que esto es ridículo pero carecen de la fuerza para pararlo.
— Preguntarán: «¿Crees que me estoy volviendo loco?» —hasta que les des la respuesta que quieren, que es no.
— < Noche.
— Insomnio. Se despierta a las dos o tres de la mañana, no puede conciliar el sueño.
— Superstición —si tiran algo crean un mal destino para sí, creen que algo sucederá.
— Ansiedad por la salud —pero lo negarán.
— Ansiedad por el invierno —tanto frío, ¿cómo me moveré?
— Si un gato pasa cerca de la ropa cuando está tendida, tiene que lavarla de nuevo.

Trabaja mejor en potencia muy alta —50 m., cm.—. No hay que esperar que actúe rápidamente. Puedes tener que esperar entre seis meses y un año para que empiece a funcionar. (Silicea también es lenta en actuar.)

La sífilis reprimida producirá alcoholismo, también un superego.

Causticum es más directo, si despierta y cree que ha dejado la puerta abierta se levantará inmediatamente a cerrarla. Syphilinum se acostará pensando que algo va a ocurrir antes de que pueda levantarse y comprobarlo.

Tarentula hispanica

Aunque tiene muchos síntomas en común con otros remedios ya mencionados, Tarentula hispanica tiene también una personalidad definida.

La acción principal de Tarentula, especialmente en las primeras fases, es sobre el sistema nervioso. El sistema nervioso en Tarentula parece tan excitable como un muelle enroscado, tenso, con energía ilimitada que debe ser gastada para impedir su ruptura. El paciente se ve impulsado a estar ocupado, a actuar, a moverse constantemente sin cesar. Las primeras fases pueden hallarse sobre todo en gente con ocupaciones que requieren un trabajo muy meticuloso y bajo una gran presión y responsabilidad, como controladores aéreos o periodistas agobiados por fechas límite. Las continuas presiones dan como resultado un sistema nervioso excitado, hipersensible. Como Nux vomica, el paciente Tarentula puede inicialmente ser un trabajador compulsivo. Tal gente parece tener resistencia sobrehumana, capaz de, e incluso impulsado, trabajar día y noche, incluso sin dormir durante semanas. Son trabajadores, capaces, eficientes; pero a diferencia de Nux vomica que es impulsado por la ambición y la competitividad, el paciente Tarentula lo es por la tensión nerviosa, la pura compulsión de moverse y mantenerse ocupado.

Junto a Sulphuricum acidum, Tarentula es el más apresurado de todos los remedios listados en el *Repertorio*; muchos están en grado máximo, pero Tarentula y Sulphuricum acidum van en cabeza. Hay constante inquietud, especialmente en las extremidades inferiores, pero también en todo el cuerpo. Otros remedios se caracterizan por tal inquietud, pero no al grado extremo de Tarentula. El paciente Tarentula estará toda la noche agitado y dando vueltas en la cama hasta terminar con la cabeza a los pies de la cama y las sábanas hechas un lío.

La inquietud y tensión nerviosa Tarentula afecta principalmente al sistema nervioso, desde el cerebelo hacia abajo en la columna. Leyendo las Materias Médicas, la colección de síntomas parecen a menudo inseparables de Arsenicum, pero la inquietud Arsenicum surge del plano mental-emocional y nunca tiene la energía excesiva de Tarentula; es una ansiosa inquietud que sólo secundariamente produce el característico e inquieto cambio de posiciones. Veratrum es también muy hiperactivo, pero por tener una mente hiperactiva. En Tarentula, la inquietud surge de una necesidad de liberar una excesiva energía nerviosa, que produce ansiedad y actividad mental secundarias al trastorno en el propio sistema nervioso.

La actividad Tarentula es siempre muy rápida. Todo debe ser hecho con la máxima velocidad. Es incluso impaciente con la lentitud de los demás; si alguien pasea lentamente por la calle, el paciente Tarentula puede encolerizarse y apremiarle a que se mueva más de prisa. De camino a su casa, el paciente Tarentula puede andar cada vez más de prisa, hasta que finalmente hace el último trecho corriendo. Esto surge no tanto de un sentido de anticipación sino por una compulsión por la pura rapidez del movimiento.

Debido al estado excitado del sistema nervioso, el paciente Tarentula encuentra alivio ante influencias y actividades rítmicas. Particularmente llamativo es la tranquilizadora y calmante influencia de las vibraciones musicales rítmicas. El ritmo parece canalizar y liberar la tensión, calmando y aquietando con ello el sistema nervioso. Es un mecanismo diferente de la mejoría por la música visto en Aurum, que tranquiliza más directamente la mente, o en Natrum mur. en quien la música produce un entorno relajante y armonioso. Por supuesto, el tipo equivocado de música, particularmente cuando el paciente Tarentula está bajo gran tensión, puede también desencadenar y agravar la excitación. La necesidad de ritmo es la razón de la tendencia de los pacientes Tarentula a bailar, saltar y correr; y estos movimientos no son simplemente suaves y lentos. A los pacientes Tarentula les atraen los movimientos violentos, frenéticos, rápidos y vigorosos. Al mismo tiempo, sin embargo, los movimientos son elegantes, rítmicos y fluidos; así, Tarentula es un remedio fundamental a considerar en coreas, tal como el baile de San Vito o la Corea de Huntington.

No sorprende que tal sistema nervioso tan excitable se afecte por presiones e influencias externas. Como se ha mencionado, una música equivocada puede agravar la situación. Por las mismas razones, los pacientes Tarentula se agravan marcadamente por el contacto. Un rasgo notable es la agravación por colores brillantes o fuertes —rojo, amarillo, verde, negro.

Hay mucha ansiedad en Tarentula, ansiedad de que las cosas no se harán, de que algo saldrá mal. Es a menudo un miedo irracional, pero es un miedo que de nuevo surge de la excitación del sistema nervioso. Por otra parte, la ansiedad Arsenicum es un estado principalmente del plano emocional.

En la primera fase, Tarentula es también un remedio para la histeria. Cuando la tensión y las presiones externas se hacen demasiado grandes, el sistema se colapsa y produce síntomas físicos que impiden a la persona continuar. Puede haber espasmos, síncopes, estados convulsivos o coreicos y otros síntomas físicos. Éstos pueden durar hasta que disminuye la presión, y después desaparecer sólo para volver de nuevo cuando la tensión deviene insoportable. Sin embargo, eliminar la tensión no es suficiente en pacientes Tarentula, porque el problema principal es el excitado y tenso sistema nervioso.

En la segunda fase de la enfermedad Tarentula, la persona empieza a perder el control y se hace destructiva. En tal estado de tensión, si el inquieto paciente Tarentula es frenado de alguna forma, se vuelve violento. Al principio, la destructividad ocurre sólo cuando el paciente está solo. Se hace en secreto, oculto en lo posible del conocimiento de los demás. Esto lleva al bien conocido estado Tarentula de astuto como un zorro tanto en su disposición como en su mirada.

A la larga, sin embargo, la destructividad se hace más incontrolada y públicamente evidente. Tarentula puede desgarrar su ropa o romper cosas. Muy típicamente, la violencia se dirige a sí mismo —autolesiones, se golpea la cabeza, etc.— pero también puede dirigirse contra los demás. Stramonium tiene también violencia destructiva, pero esta violencia se centra habitualmente sobre los demás y sobre objetos, y surge de una incontrolada irrupción del inconsciente más que de un sistema nervioso tan excitado.

En la tercera fase de la patología Tarentula, vemos dos tipos característicos de locura. Pueden ocurrir separadamente en diferentes pacientes Tarentula, o en el mismo paciente en momentos distintos o alternantes. Por una parte, puede haber directa e intensa violencia similar a Stramonium —deseo de golpear y matar y violencia destructiva con fuerza y resistencia sobrehumanas—. Por otra parte, hay manía erótica en la que la persona es impulsada a hacer abiertas insinuaciones sexuales a otras personas, incluso a extraños. Hyoscyamus tiene también manía erótica, pero es más una impudicia pasiva que las activas y agresivas insinuaciones de Tarentula.

A nivel físico, Tarentula tiene acciones variadas y profundas sobre cualquier órgano. Es muy parecido a Arsenicum en su sintomatología y modalidades físicas. Hay sensibilidad al frío y marcado adelgazamiento; periodicidad y trastornos paroxísticos; actúa profundamente sobre el corazón, con ansiedad, palpitaciones y deterioro de la válvula mitral con disnea y palpitaciones; en la piel, forúnculos y granos, sobre todo en la espalda, entre y sobre las escápulas. Los genitales son intensamente afectados. En la mujer, hay fibromas, menorragia y ninfomanía, con extremo picor en la vulva y en la vagina. En el hombre, hay también gran deseo sexual, con dolores y tumores en los testículos.

Thuja occidentalis

Es difícil hallar palabras precisas para describir el estado Thuja. Debemos recurrir a descripciones poéticas. Cuando conoces a un paciente Thuja sientes algo que te hace ser cauteloso. Él o ella, tarda mucho en confiar en los demás y tienes la sensación de que no describe verdaderamente quién es por dentro. Por supuesto, todo el mundo oculta información en algún grado, pero en Thuja sientes que hay más que la usual reserva. Más aún, sientes que lo que oculta es algo feo —desagradable de presentar, para el paciente o para el prescriptor—. Las mejores palabras para describir al paciente Thuja serían FEO y FALSO.

Un paciente Thuja es astuto y manipulador. Intencionadamente él o ella retendrá información sólo para probarte, para ver si sabes lo que estás haciendo. Por ejemplo, una mujer tiene un síncope y dice: «Sentí que mi alma me dejaba, temí que me iba a morir». Da alguna otra información, pero no te dice que comió un montón de comida pesada el día anterior. Ella pregunta: «¿Cree que será mi estómago?». Sin ninguna información que sugiera tal posibilidad, dices: «No, más probablemente fue una bajada de tensión». Sólo entonces ella dirá: «¡Pero ayer comí mucha comida pesada!». De esta forma intenta cogerte.

Los pacientes Thuja son siempre reservados. Toman la posición de observador —observan todo y no ofrecen nada de sí mismos—.

No permiten forma alguna de comunicación profunda. Están muy encerrados en sí mismos, pero no por carencia de sentimientos. Son simplemente reservados y desconfiados sobre lo que les pueda suceder si entran en una comunicación profunda.

Los pacientes Thuja son gente dura. La dureza en su expresión emocional se manifiesta incluso en el nivel físico —como tumores duros—. De este modo, la fealdad en su alma se manifiesta como fealdad en los tumores.

Sin embargo, no hay que dejarse engañar por las apariciones. Recuerdo un hombre muy agradable a quien le fue bien Thuja, pero en quien era difícil ver la esencia de Thuja. Era una de las personas más agradables que uno puede encontrar —un poeta muy sensible—. No obstante, se sentía distante de la gente. Se sentía incapaz de comunicarse directa y personalmente, de modo que se dedicaba a la poesía como salida. Ver Thuja en tal caso requiere una comprensión sutil de ambos, paciente y remedio, pero una vez administrado, Thuja produce gran beneficio en estos pacientes.

Exactamente, ¿qué ha hecho el miasma sycótico al paciente? Primero, al inicio de su historia, estimula los instintos más básicos. Éstos tratan entonces de expresarse. Interviene la sociedad y pone al paciente «en su sitio». Es castigado y aprende a controlarse. Esto lleva a la situación que vemos en Thuja. Aprende a no mostrar su verdadero carácter, aunque las tendencias permanecen dentro y continúan pidiendo expresión. Encuentra formas de engañar. Se muestra muy correcto. Es como si hubiera visto que no compensa expresar libremente los instintos en sociedad, de modo que se controla. De esta forma, se ajusta a la opinión de los demás, pero no por miedo de lo que otros piensen, como en Lycopodium. En Thuja, es una elección fríamente calculada sólo por razones prácticas.

El embotamiento y mala memoria progresan después a abatimiento e insatisfacción, que pueden ser profundos. No es tan severo como en Nitricum acidum, que está también muy insatisfecho pero específicamente sobre temas de salud. Thuja puede tener ansiedad por la salud, pero enfrentará el problema directamente. Estos pacientes están insatisfechos y desalentados, pero son también fríos, calculadores, manipuladores y planificadores. Se han aislado. Nunca puedes saber qué hay en sus mentes.

Por esta razón, la sintomatología en Thuja es generalmente POCO CLARA. Sientes que hay algo que no captas del todo. En consecuencia, es raro que te sientas plenamente confiado en una prescripción Thuja. La imagen completa nunca es clara porque el paciente nunca se abre lo suficiente.

Al progresar la patología mental, desarrollan ideas fijas, que pueden tomar formas diferentes. Lo más notable es la sensación de que sus piernas son quebradizas. Kent dice que sienten las piernas como hechas de cristal. En mi experiencia, los pacientes raramente lo dicen así en nuestros días. Generalmente describen una sensación de fragilidad, como si sus piernas fueran fácilmente quebradizas. En realidad, ésta es más que una simple sensación en los pacientes Thuja.

Otra idea extraña que describen es que hay algo vivo en el abdomen. Pueden ir tan lejos como para elaborar descripciones exactas de su sensación, de tan fuerte que la sienten. Un paciente dijo que sentía un niño dentro pateando con el pie derecho.

Otra idea fija que he visto frecuentemente en Thuja, es la sensación de que alguien va andando a su lado. No es un miedo, es una «ilusión». En contraste, Medorrhium tiene miedo de que alguien está detrás de él. Petroleum está próximo a Thuja en este punto; tiene la sensación de que alguien más está en la cama junto a él.

En el nivel físico, como se mencionó, hay toda clase de crecimientos tisulares. Por supuesto, la tendencia a las verrugas es bien conocida en Thuja. Además, puede haber herpes recurrentes en genitales. Las mujeres tienen fibromas uterinos (Calc. fluor., Calc. carb. Phosphorus). Las uñas de manos y pies son feas y deformes.

Mencionemos algunos síntomas claves. La transpiración tiene olor dulzón en Thuja. Hay también una particular intolerancia a las cebollas —así como a alimentos picantes en general en algún grado—. Un síntoma raro y peculiar que he visto sólo dos veces es secreción nasal durante la defecación.

Hay una fuerte tendencia a los catarros de todo tipo —leucorrea, nasal, uretral, etc.—. Las descargas ofrecen pocas características diferenciadoras, pero el paciente se siente aliviado en general cuando se produce la descarga.

Las cefaleas son de un tipo particular. Habitualmente empiezan en la frente, generalmente sobre el ojo izquierdo, y de ahí se extienden hacia atrás lateralmente hasta el occipucio. Esto puede darse en ambos lados, pero en el lado derecho puede ser Thuja o Prunus. (Si se extiende por el lado derecho y asienta específicamente en la protuberancia occipital derecha, el remedio será más probablemente Sanguinaria.)

Siendo un remedio sycótico a Thuja le afecta mucho el clima húmedo. Tiene toda clase de afecciones reumáticas. Hay que resaltar, no obstante, que Thuja no es muy efectivo en el estado agudo de la gonorrea. Está más indicado una vez que la gonorrea ha sido suprimida a un estado más profundo, crónico. Para la gonorrea aguda los mejores remedios a considerar son Medorrhinum, Cannabis sativa o indica, Sarsaparrilla y muchos otros. Si una gonorrea ha sido suprimida con antibióticos, y el paciente desarrolla verrugas, o peor, una caquexia crónica con capacidades mentales disminuidas, hay que pensar en Thuja.

Thuja tiene también la típica inestabilidad sycótica, pero no de la misma manera que Medorrhinum. El hombre Thuja puede ser muy agradable, cortés y honrado en la oficina, pero se vuelve una persona completamente diferente en el hogar. En realidad, se pone una máscara en la oficina, pero tiene suficiente control para mantenerla. En contraste, Medorrhinum no es tan controlado; una persona Medorrhinum tiende a explotar en cualquier momento. Thuja mantiene una máscara de rectitud y respetabilidad, mientras que Medorrhinum puede ser considerado más bien un «hombre común».

En este sentido, Thuja representa un estado más profundo de la patología. Esto puede verse también cuando el rasgo sycótico se transmite a la siguiente generación. Thuja está más frecuentemente indicado en niños debilitados de padres sycóticos. Medorrhinum estará más indicado cuando en el historial del paciente encontramos antecedentes de gonorrea.

El paciente Thuja está más profundamente enfermo que Medorrhinum. La idea de que sus piernas son fácilmente quebradizas es una buena imagen de la salud en general del paciente Thuja. Es de una condición muy frágil, a punto de romperse con el más mínimo empujón.

Resulta difícil dar una buena explicación de la utilidad de Thuja para los efectos adversos de la vacunación antivariólica. Tal prescripción específica se aleja algo de las leyes de curación. Sin embargo, ésta es una excepción que puedo confirmar en mi propia experiencia. Ante todo, llamo la atención del lector en que esto sólo se aplica a la vacunación antivariólica; no se aplica a otras inmunizaciones a pesar de lo que indica Kent. Creo que es por una resonancia entre la vacunación antivariólica y Thuja. En otras palabras, un paciente que es muy susceptible a la vacuna antivariólica es probable que lo sea a Thuja. Las pústulas y vesículas comunes en la viruela se hallan también en la sintomatología de Thuja. El tema de la fealdad también encaja porque la viruela deja comúnmente cicatrices feas (como la misma vacunación). El problema parece ser que las patogenesias por sí mismas no nos pueden dar todos los estadios de las medicinas en particular, por lo que es desconocida la relación exacta que hay entre vacunación antivariólica y Thuja.

En toda medicina, hay siempre una secuencia de sucesos. La patología empieza y acaba en alguna parte. Para conocer totalmente un remedio, debemos conocer cada estadio muy claramente. El mismo remedio actuará en las fases iniciales y finales. Por ejemplo, si se tiene paciente con cefaleas crónicas desde una vacunación antivariólica, Thuja probablemente curará, aun cuando no se corresponda con las típicas cefaleas frontales del lado izquierdo de Thuja. En tal caso el paciente debe estar en una fase aún no establecida en las patogenesias.

Es por ello que a veces, ante un caso determinado, debemos tener en consideración el factor causal. Sabemos que la viruela puede causar meningitis, un proceso caracterizado por la más violenta de las cefaleas. Sin embargo, es importante especificar que Thuja curara en base a tales indicaciones específicas causales A MENUDO, pero de ninguna manera SIEMPRE. Se debe tomar siempre en consideración todo el proceso por completo para determinar si otro remedio cubre el caso adecuadamente. Si no, está justificado usar Thuja.

Otro uso RUTINARIO de Thuja es para verrugas que han sido suprimidas. Aquí es apropiado PENSAR en Thuja. De nuevo precaución, pues puedo testificar por experiencia personal varios errores por este uso rutinario de Thuja.

Thuja es un remedio de acción muy profunda que puede producir grandes sorpresas. Puedes estar desesperado en un caso. No se ha visto ningún progreso tras varias prescripciones. El paciente es muy cerrado, correcto —se puede pensar en Kali carb. pero no funciona—. Finalmente comprendes que el paciente no está siendo sincero contigo; hay una especie de astucia manipuladora. Al darte cuenta de esto das Thuja, y probablemente verás espectaculares beneficios.

Tuberculinum bovinum

Tuberculinum, aunque difícil de definir con precisión, es un remedio que, una vez comprendido, no se puede confundir. Los pacientes Tuberculinum pueden ser impredecibles en su humor y conducta. En un momento son refinados y amables; a continuación maliciosos y destructivos.

Por dentro, los pacientes Tuberculinum son personas que queman la vela por ambos extremos. Sienten que la vida es corta y debe ser vivida al máximo. Nunca están verdaderamente satisfechos consigo mismos ni con los demás. Tienden a ser personas con mucha capacidad y vitalidad en las fases precoces pero no la conservan para sí. Se disipan ellos mismos. Están llenos de sentimientos contradictorios; por una parte buscan realización y cambio, por otra se sienten insatisfechos e irritables.

Veamos por ejemplo el niño Tuberculinum. Nada puede satisfacerle —como Cina o Chamomilla—. Sin embargo, en Tuberculinum es más que un momentáneo capricho impulsivo. Es una profunda insatisfacción que le lleva a la destructividad. El niño Tuberculinum es intencionalmente malicioso. Descubrirá tu más preciada posesión y la romperá (ver «Rompe Cosas» en el *Repertorio*). Justo cuando te dispones a ir a alguna parte le da un incontrolable berrinche sólo para estropear tus planes. Hará exactamente lo que se le dice que no haga, simplemente por maldad. Puede maldecir a su madre. En su interior puede preguntarse por qué hace estas cosas, pero no puede controlarse. Los niños Tuberculinum son un constante tormento para sus padres. Son capaces de destruir familias enteras.

Similar patología se manifiesta en el adulto. Él está insatisfecho. No sabe qué quiere realmente, y nadie puede hallar formas de satisfacerle. Se muestra irritable ante circunstancias cotidianas y explota. Maldice a su esposa sin motivo. No puede evitarlo.

Los pacientes Tuberculinum son personas con las que resulta difícil convivir. Son agresivos y maliciosos. Son extraordinariamente egoístas. Buscan la autosatisfacción pero nunca la consiguen.

En su insatisfacción, buscan continuamente el cambio. Van de trabajo en trabajo o de localidad en localidad —siempre buscando escapar de sus dilemas—. Una vez hecho un cambio pueden sentirse contentos al principio, pero pronto se vuelven a sentir insatisfechos y quieren seguir cambiando. Son gente descrita en los libros como «cosmopolitas» —pero es un cosmopolitanismo patológico. No sólo tienen un deseo de viajar; son IMPULSADOS a ello.

Quienes han tenido experiencia clínica con pacientes tuberculosos tendrán poca dificultad en captar la imagen Tuberculinum. Son pacientes delgados, ágiles, musculosos —como Sulphur, Phosphorus, Nux vomica—. Tienen metabolismos rápidos y queman grasa rápidamente. Adelgazan rápidamente; una vez la enfermedad se ha desarrollado, progresan rápidamente hacia la destrucción y la muerte. El paciente Tuberculinum, incluso sin tener necesariamente la enfermedad, lleva profundamente en su interior esta sensación de muerte y destrucción. Siente que su vida va a ser corta, así que se apresura a hacer lo máximo mientras pueda.

Sexualmente, es sabido que los pacientes tuberculosos son hiperactivos. Efectivamente, los pacientes Tuberculinum tienen un fuerte deseo sexual. Van de una relación a otra, pero sus aventuras amorosas son siempre turbulentas. Hay muchas conmociones y conflictos. En su capricho y necesidad de cambio difícilmente se les comprende o agrada.

La experiencia clínica ha demostrado que los pacientes tuberculosos se curan mejor en bosques montañosos con clima seco. Lo mismo ocurre con los pacientes Tuberculinum. Si se sienten irritados, generalmente quieren estar solos, y lo mejor para ellos es pasear al aire libre en las montañas. Por alguna razón, mejoran particularmente en bosques de pinos. Por el contrario, no se sienten bien a la orilla del mar. En general, se agravan con el tiempo frío húmedo y mejoran en climas cálidos y secos.

Debido a que su metabolismo quema grasa tan fácilmente, les gustan las comidas grasas. Especialmente desean cerdo y carnes de sabor fuerte, como salami y carnes ahumadas. También helados.

Por supuesto, los pacientes Tuberculinum transpiran mucho, particularmente por la noche. Es una transpiración profusa de todo el cuerpo, empapando la ropa de la cama. A veces tienen que levantarse durante la noche para cambiarse de ropa. No es una transpiración particularmente ofensiva, y puede no estar acompañada de fiebre.

Un síntoma clave característico de Tuberculinum es temor a los perros y gatos —especialmente a estos últimos—. En los casos difíciles, el simple miedo a los gatos puede llevarte a Tuberculinum. A veces no se describe como miedo, sino más bien como repugnancia. Dicen odiar a los gatos; no soportan tocarlos. Pueden incluso tener alergias al pelo de gatos o perros.

La destructividad de Tuberculinum se manifiesta en otro síntoma clave. Lo he observado en casos curados: si ven un cuchillo afilado imaginan el ruido que haría al clavárselo a alguien —el crujido de huesos y tejidos.

Aunque Tuberculinum nunca debe ser prescrito de forma rutinaria, sin embargo está indicado en pacientes con historia personal o familiar de tuberculosis. Detectada tal historia en un caso, siempre es útil buscar otros síntomas claves —miedo a los gatos, deseo de cerdo, deseo de grasa, transpiración abundante, resfriados frecuentes, malicia, deseo de cambio, etc.—. Si está presente el cuadro confirmatorio, estará justificado entonces prescribir Tuberculinum.

A menudo vemos pacientes que en el pasado tuvieron tuberculosis, pero fueron tratados con antibióticos. Si fueron tratados con Estreptomicina puede quedar un vértigo invalidante. Es un vértigo inespecífico, no hay modalidades. Estos pacientes tienen la sensación de tener la cabeza entumecida, apretada, o como si estuviera llena de basura. Esta sintomatología puede responder a Tuberculinum, pero algún día descubriremos que la Estreptomicina potentizada manifestará este síntoma en sus patogenesias.

Veratrum album

Veratrum determina actividad constante. No es tanto violencia o agresividad, exceptuando la fase más extrema. Es más bien una energía impulsiva, continua, que obliga al paciente a estar ocupado todo el tiempo. Es la actividad por sí misma, sin propósito —constantemente amontonando libros o sillas, limpiando sin fin—. En el niño hiperactivo se concreta en un continuo dibujar, pintar, cantar, jugar, pero a diferencia de Stramonium no es de romper cosas o destructivo. Tal persona puede resultar un «pelma» exigiendo atención por la pura energía, pero ésta no es realmente destructiva.

El paciente Veratrum tiene una profunda confusión respecto a su identidad. Cree ser Cristo o Juan Bautista, o un elegido enviado a salvar el mundo. Es el predicador de la esquina, quien día tras día exhorta a la gente a arrepentirse, repitiendo una y otra vez el mismo mensaje virtuoso, a menudo a todo pulmón. A diferencia de Stramonium, no hay un aumento real de fuerza física, más bien hay una sorprendente vitalidad. Parece no agotársele nunca la energía. En Stramonium, vemos una irrupción del inconsciente, y la persona puede experimentar una amplia variedad de ilusiones respecto a lo que le está sucediendo. En Veratrum, la persona no ve ilusiones, más bien tiene una idea equivocada de su propia identidad. Está convencido de quién es, y nadie puede sacarle de ahí. Es como si el organismo desviase la energía emergente del inconsciente en una confusión de identidad relativamente menos dañina.

En las fases más precoces (la continua actividad, cantar, tareas repetitivas, etc.) puede ser difícil de distinguir de otros remedios. La cualidad Veratrum se clarifica un poco después, cuando la persona muestra la rectitud. Puede no tener un fondo religioso, pero la persona se creerá a sí misma superior respecto a quienes la rodean. Puede volverse sumamente crítica, censuradora. En el *Repertorio* vemos a Veratrum en negrita bajo la rúbrica «orgulloso». Al aumentar esta tendencia, la persona se hace menos consciente de la discrepancia entre su realidad y la de los demás; puede creerse el único cuerdo mientras todos los demás están locos. Finalmente, esto evoluciona a una plena rectitud religiosa.

El estado activo puede alternar con un estado melancólico —como en ciertas psicosis maníaco-depresivas—. El paciente puede cavilar o enfurruñarse, desesperándose por su propio estado o incluso por el estado del mundo. En particular, no tiene esperanza de su propia salvación. En chicas jóvenes, justo antes de las reglas, puede haber profunda desesperación, en particular si hay dismenorrea con frío, postración, sudoración, vómito y/o diarrea. Con los años, esta desesperación puede progresar hacia la completa locura tipo Veratrum.

Algunas de las características generales de Veratrum son diferenciadoras, y útiles a la hora de prescribir. Veratrum tiene mucha sed y prefiere bebidas frías, incluso heladas. También desea fruta, en particular la ácida. Hay gran deseo de sal. Y en todo el estado Veratrum hay una severa frialdad.

El estado agudo de Veratrum muestra la actividad otra vez de una forma exagerada, mental y físicamente. Los excesivos vómito y diarrea son muy activos, súbitos y explosivos. El clásico estado Veratrum es de una enfermedad grave, incluso de shock. La mejor descripción se halla en la materia médica de Kent: «Profusas descargas acuosas. Estas situaciones se presentan sin causa aparente. En cólera o cólera morbus, parece que los fluidos fueran expulsados del cuerpo. Yace en la cama, relajado, postrado, frío hasta las puntas de los dedos con la correspondiente cianosis, completamente morado; labios fríos y azules, semblante demacrado y contraído; gran sensación de frialdad como si la sangre fuera agua helada; cuero cabelludo frío; frente cubierta de sudor frío; cefalea y agotamiento; frialdad en zonas del cuerpo; extremidades frías, como muertas. Lleno de calambres; parece que se fuera a morir. Este estado se presenta durante la menstruación, durante cólico con náuseas, con manías y delirios violentos, con cefalea y con inflamaciones violentas».

En los músculos, hay muchas contracciones (como Hyoscyamus y Agaricus).

Físicamente, además de los síntomas gastrointestinales y menstruales, hay severos dolores neurálgicos que llevan la persona a la manía. Hay en la cabeza, así como dolores congestivos. En las extremidades y las articulaciones, hay también severos dolores neurálgicos y reumáticos, causando de nuevo manía, frialdad y sudor.

En comparación, Veratrum es muy activo, como Stramonium y Tarentula, más que Hyoscyamus. No tan violento o amenazador como Stramonium o Tarentula. Por supuesto, en las fases más extremas, puede serlo, pero no es característico en el transcurso de la enfermedad. Es más religioso, virtuoso, crítico y orgulloso que los otros remedios.

Índice de remedios

Aconitum napellus, 27, 57, 118
Aesculus hippocastanum, 77
Aethusa cynapium, **13**, 91
Agaricus muscarius, **15**, 125, 126, 202, 226, 283
Agnus castus, **17**, 18, 27, 75
Allium cepa, 161
Alumina, **19**-24, 90, 167, 168, 170, 223, 227
Ambra grisea, 27
Anacardium orientale, 152, 222
Apis mellifica, 78, 85, 131, 230
Argentum nitricum, **25**-28, 90, 112
Arnica montana, 44, 81
Arsenicum album, 20, 21, **29**-35, 36, 54, 55, 73, 74, 83, 84, 85, 86, 103, 135, 161, 175, 192, 198, 202, 215, 221, 234, 241, 248, 268, 269, 270
Asafoetida, 183
Asarum europaeum, 203
Aurum foliatum, **37**-41, 42, 81, 119, 142, 206, 253, 268
Aurum metallicum, 37-41

Baptisia tictoria, 175
Baryta carbonica, **43**-46, 47, 134
Baryta muriática, 47, 243

Belladonna, 56, 57, 123, 125, 126, 140, 150, 261, 263, 288
Bismutum subnitricum, **49**, 50, 51
Bovista lycoperdon, 78
Bryonia, **53**-57, 118, 150, 248

Calcarea carbonica, 27, 33, 43, 45, 55, **59**-64, 65, 66, 67, 68, 77, 84, 99, 101, 102, 109, 110, 113, 151, 157, 176, 192, 218, 240, 242, 244, 245, 247, 248, 273
Calcarea fluorica naturalis, 243, 273
Calcarea phosphorica, **65**-70, 90, 210
Calcarea sulphurica, 120, 195
Calcarea silicata, 195
Cannabis indica, 15, **71**-75, 151, 220, 274
Cannabis sativa, 274
Capsicum annuum, **77**
Carbo animalis, 84
Carbo vegetabilis, 78, **81**-86
Carcinosinum Burnett, 107
Causticum hannemanni, **87**-92, 129, 203, 218, 265, 266
Chamomila, 56, 65, 67, 68, 78, 115, 162, 277
Chelidonium majus, 83, **93**-97
Cimifuga racemosa, 69, 233
Cina, 78, 277
Cistus canadensis, 171, 288

Clematis erecta, 41
Cocculus indicus, 22, 223
Coffea cruda, 218, 256
Conium maculatum, 27

Dulcamara, 93, **99**-103

Ferrum metallicum, 77, 113, 230, 247
Fluoricum acidum, **105**
Formica rufa, 57

Gelsemium sempervirens, 57, 118, 157, 207, 241
Graphites naturalis, 23, 92, **109**-113, 215, 243
Gratiola officinalis, **115**
Grindelia robusta, 14

Helleborus niger, 79
Helonias dioica, 175, 208, 248
Hepar sulphuris calcareum, 28, 44, 84, **117**-120, 203
Hydrophobinum lyssinum, **121**-122
Hyoscyamus niger, **123**-125, 133, 151, 202, 222, 263, 270, 283

Ignatia amara, 13, 14, 70, **127**-130, **131**-134, 174, 187, 188, 205, 206, 207, 219, 230, 240, 241, 251, 252, 253

Kali arsenicosum, 15, 33, 34, 135
Kali bichromicum, 77, 79, **135**-140, 161, 245
Kali bromatum, 151
Kali carbonicum, 33, 37, 99, 103, 139, 140, **141**-147, 233, 244, 276
Kali iodatum, 161
Kreosotum, 90

Lac caninum, 90
Lachesis muta, 14, 73, 74, 83, 84, 133, 144, **149**-152, 168, 215, 218, 226, 230, 236, 241, 250

Ledum palustre, 169
Lilium tigrinum, 183, 188, 288
Lycopodium clavatum, 23, 27, 34, 85, 86, 93, 95, 96, 97, 144, **153**-157, 169, 189, 201, 241, 257, 272

Magnesia carbonica, 144, 162
Magnesia phosphorica, 144
Magnesia muriática, 144, **159**-163
Mancinella, 151
Medorrhinum, 23, 38, 91, 130, 162, **165**-172, 201, 273, 274, 275
Mercurius solubilis, 21, 23, 77, **173**-179, 187, 208, 221, 224
Mezereum, 144, 187
Moschus, 129, 183, 188, 227
Muriaticum acidum, 205, 208-210, 250

Natrum carbonicum, 77, 112, 185
Natrum muriaticum, 31, 38, 44, 56, 77, 92, 111, 112, 128, 131, 133, 150, 157, 176, **181**-189, 199, 206, 218, 219, 230, 240, 241, 249, 253, 268
Natrum sulphuricum, 112, 185, 234
Nitricum acidum, 28, 32, 34, 73, 119, 144, **191**-195, 244, 272
Nux moschata, 56
Nux vomica, 31, 32, 36, 78, 85, 106, 115, 119, 120, 133, 144, 147, 165, 171, 176, **197**-204, 218, 221, 239, 260, 267, 278

Opium, 250
Origanum majorana, 150, 217

Petroleum, 273
Phosphoricum acidum, 65, 67, 75, 78, 82, 128, 132, 137, 142, 169, 175, **205**-210, 237, 250
Phosphorus, 30, 32, 33, 34, 35, 49, 50, 51, 56, 64, 65, 68, 69, 73, 74, 85, 86, 100, 110, 112, 129, 144, 147, 162, 175, 188, 198, 208, **211**-216, 219, 224, 226, 229, 230, 231, 241, 242, 273, 278

Picricum acidum, 205, 209, 210
Platinum metallicum (Platina), 21, 115, 130, 150, 151, 154, 176, 201, **217**-222
Plumbum metallicum, **223**-227
Prunus spinosa, 274
Psorinum, 243
Pulsatilla pratensis, 45, 85, 113, 130, 138, 170, 188, 189, 206, 209, **229**-231, 241, 244, 247

Rhododendron Chrysanthum, 41, 85
Rhus toxicodendron, 27, 55, 57, 69, 91, 99, 138, 160, 161, 162, **233**-234

Sabadilla, 220
Sanguinaria canadensis, 274
Sanicula aqua, 162
Sarsaparrilla, 274
Secale cornutum, 27, 85
Sepia succus, 38, 92, 119, 120, 130, 131, 189, 206, 218, 233, **235**-238, **239**-240
Silicea terra, 18, 23, 157, 227, **241**-245, 249, 266

Spigelia anthelmia, 150
Stannum metallicum, 175, **247**-250
Staphysagria, 87, 107, 150, 159, 218, 219, 241, **251**-257
Stramonium, 27, 125, 126, 151, 165, 256, **259**-263, 270, 281, 283
Sulphuricum acidum, 106, 176, 267, 268
Sulphur lotum, 23, 35, 131, 144, 187, 229, 243, 278
Syphilinum, 171, 172, **265**-266

Tarentula hispanica, 44, 151, 165, 168, 171, 176, 222, 262, 263, **267**-270, 283
Thuja occidentales, 90, 171, **271**-276
Tuberculinum bovinum, 23, 45, 67, 90, **277**-280

Valeriana officinalis, 129
Veratrum album, 83, 125, 126, 221, 263, 268, **281**-283

Zincum metallicum, 27, 89, 226